Friedhelm Henke

Alternative
Pflegemaßnahmen

Verlag W. Kohlhammer

Die Deutsche Bibliothek – CIP-Einheitsaufnahme

Henke, Friedhelm
Alternative Pflegemaßnahmen / Friedhelm Henke. – 1. Aufl. –
Stuttgart ; Berlin ; Köln : Kohlhammer, 1999
  (Kohlhammer Pflege : Kompakt)
  ISBN 3-17-016099-0

1. Auflage 1999

Alle Rechte vorbehalten
© 1999 W. Kohlhammer GmbH
Stuttgart Berlin Köln
Verlagsort: Stuttgart
Umschlag: Data Images GmbH
Gesamtherstellung: W. Kohlhammer
Druckerei GmbH + Co. Stuttgart
Printed in Germany

Vorwort

Alternative Pflegemaßnahmen: einfach – wirksam – günstig

Sehr geehrte Leserinnen und Leser!

Mit diesem Buch möchte ich durch die Vorstellung praxis-
relevanter, kostengünstiger alternativer Pflegemaßnahmen das
Selbstbewußtsein der „Pflege" stärken. Anstelle von Heilmetho-
den spreche ich von alternativen Pflegemaßnahmen. Diese haben
vorwiegend die Absicht, „pflegend" zu wirken. Die Ausführun-
gen sind als „Alternativen" (wahlweise nutzbare Anregungen)
gedacht, welche die Pflegenden in ihre *eigenverantwortliche
Pflege* integrieren können. Die Heilung ist ein primäres Ziel des
ärztlichen Bereichs. Dies kann die Pflegekraft, auch wenn sie oft
als Allroundtalent betrachtet wird, nicht alleine erledigen. Arzt
und Pflegekraft sind hier als gleichwertige Partner zu sehen. So
darf es beispielsweise für prophylaktische Maßnahmen keine
medizinischen Gegenargumente geben. Gleichwohl ergibt sich
der erfolgreiche Einsatz von Prophylaxen aus der *Kompetenz der
Pflegekraft!*

Friedhelm Henke

Anröchte-Berge, Sommer 1999

Inhaltsverzeichnis

1 Begriffserklärungen

1.1 Gesundheit

Aus medizinischer Sicht wurde Gesundheit lange als Gegenteil von Krankheit betrachtet. Gesundheit bedeutete zunächst die Abwesenheit von Krankheit. Daneben existiert die weiter entwickelte medizinische Definition, dass Gesundheit die Harmonie zwischen Körper und Geist ausmacht.

In der Medizin konzentriert man sich weniger auf die Gesundheit, als vielmehr auf die Dinge, die pathologisch (krankhaft) verändert sind. Aber diesem Ansatz kann man die berechtigte Frage entgegen halten: „Warum wartet man erst, bis das Kind in den Brunnen gefallen ist?" Es wird aber auch sogleich deutlich, dass jeder einzelne Mensch für seine Gesundheit selbst verantwortlich ist. Er kann dabei zwar durchaus fremde Hilfe in Anspruch nehmen, muss jedoch selbst dazu stehen. Ist er nicht bereit gesund zu werden, wird der Helfer es sehr schwer haben, gegen den Willen des Kranken anzukommen.

 Merke

Gesundheit ist nicht die Abwesenheit von Krankheit!
Gerade die Erkenntnis, dass bei körperlichen Krankheiten auch die Psyche des Menschen eine Rolle spielt, erschwert die Definition von Gesundheit.

 Definition

Gemäß der Weltgesundheitsorganisation lautet die Definition von Gesundheit: *„Gesundheit ist ein Zustand des völligen körperlichen, geistigen und sozialen Wohlbefindens".*

Weitere Definitionen:

- „Gesundheit ist der Zustand, in dem sich das Lebewesen befindet, wenn alle Organe ungestört tätig sind und harmonisch zur

11

Erhaltung ihres ganzen Wesens zusammenwirken sowie Fortpflanzung gewährleisten – im Gegensatz zur Krankheit." [Brockhaus]

- „Im engeren Sinne kann Gesundheit verstanden werden als das subjektive Empfinden des Fehlens körperlicher, geistiger und/oder seelischer Störungen bzw. Veränderungen." [Pschyrembel]
- „Gesundheit ist derjenige Körper- und Geisteszustand, der dem Menschen die Ausübung aller körperlichen und geistigen Funktionen ermöglicht." [Bundessozialgericht]
- „Gesundheit ist die Kraft, mit der Realität zu leben." [Sr. Liliane Juchli]
- „Gesundheit ist die Fähigkeit, lieben und arbeiten zu können." [Sigmund Freud]
- „Gesundheit ist, abstrakt betrachtet, ein idealer Zustand, den niemand erreicht" [Galen, Wanderarzt, ca. 130–200 n. Chr.]. Dennoch fand Galen es schwierig, alle als krank anzusehen, die nicht vollkommen gesund waren. Er war deshalb bereit, kleinere Leiden zu übersehen und Gesundheit als einen Zustand von angemessener Funktionsfähigkeit und Schmerzfreiheit zu betrachten.
- „Gesundheit ist kein absoluter Zustand, sondern ein Konzept, das sich mit der Zunahme der Kenntnisse ständig ändert. Gesundheit und Krankheit existieren nebeneinander." [Brockington, 1958]
- „Gesundheit ist der Zustand optimaler Leistungsfähigkeit des Individuums für die wirksame Erfüllung der Rollen und Aufgaben, für die es sozialisiert worden ist." [Talcott Parsons, Soziologe]
- „Gesundheit ist der Zustand, in dem der Mensch all seine Bedürfnisse alleine und ohne Anstrengung befriedigt – er ist unabhängig." [Virginia Henderson, Krankenschwester, 1955]

An den aufgeführten Definitionen zum Begriff „Gesundheit" wird deren Vielfältigkeit deutlich. Wie im Folgenden erklärt wird, kann Gesundheit schließlich nicht eindeutig beschrieben werden. Sie ist tatsächlich kein absoluter Zustand, sondern ergibt sich aus einem *Überschneidungsfeld von Gesundheit und Krankheit*. Diese Erkenntnis ist nicht zuletzt für alternative Pflegemaßnahmen wichtig, welche die medizinischen Ziele zunächst bewusst in den Hintergrund stellt. Zu solchen medizinischen Zielen, die also allenfalls als sekundäre Maßnahmen in Erwägung gezogen werden, zählt die Substitutionstherapie und die Beeinflussung lebenswichtiger Funktionen (z. B. die Gabe von blutdrucksenkenden Mitteln).

1.2 Krankheit

Medizinisch betrachtet, ist Krankheit die messbare Abweichung von einer Norm – wobei auch hier eine weiter entwickelte Definition besteht, aus welcher hervorgeht, dass Krankheit einen psychosomatischen Ursprung hat. Bei aller Wissenschaftlichkeit gibt dies auch dem eifrigsten Kalkulierer somatischer Prozesse einen Dämpfer. Wenn man der Ansicht ist, die Körperfunktionen bis auf die kleinste Veränderung berechnen und damit beeinflussen zu können, so wird man angesichts der psychischen Komponente doch immer wieder auf den Boden der Tatsachen zurück geholt. Die komplexe Definition des Begriffs Krankheit ist schwierig. Die Betrachtung der Ganzheitlichkeit unter Einbeziehung der Psyche und der sozialen Faktoren ist natürlich positiv zu sehen. Nachteilig ist, dass hierdurch eine intersubjektive Vergleichbarkeit nur sehr begrenzt möglich ist, da sich die genannten Komponenten von Subjekt zu Subjekt sehr unterscheiden dürften. Wird Krankheit wie ursprünglich ausschließlich als Abweichung von der Norm betrachtet, so ist die objektive Vergleichbarkeit auf jeden Fall gegeben.

Angesichts der folgenden Definitionen von „Krankheit" wird man sich aber wie beim Begriff „Gesundheit" nicht über die Komplexität der Zusammenhänge hinwegsetzen können. Vielmehr ist es gerade in der heutigen Zeit, in der es aufgrund der ständigen Weiterentwicklung in der Medizin immer neuere und vor allem teurere Verfahren gibt wichtig, sich über das grundsätzliche *Verständnis von Gesundheit und Krankheit* Gedanken zu machen!

- „Krankheit ist ein Zustand körperlicher, geistiger und sozialer Unangepasstheit und mangelnden oder fehlenden Wohlbefindens." [WHO]
- „Krankheit ist eine besondere Verlaufsform der Lebensvorgänge des menschlichen, tierischen und pflanzlichen Organismus." [Brockhaus]
- Im engeren Sinne kann Krankheit verstanden werden als das Vorhandensein von subjektiv empfundenen und/oder objektiv feststellbaren körperlichen, geistigen und/oder seelischen Veränderungen bzw. Störungen." [Pschyrembel]
- „Krankheit ist jeder regelwidrige Körper- und Geisteszustand, dessen Eintritt entweder die Notwendigkeit der Heilbehandlung des Versicherten oder lediglich seine Arbeitsunfähigkeit oder beides zugleich zur Folge hat." [Bundessozialgericht]

1.3 Gesundheit und Krankheit als dynamische Entwicklungsbegriffe

Wie die vorhergehenden Begriffserklärungen von Gesundheit und Krankheit zeigen, ist unser Leben nicht in irgendeine der beiden Kategorien einzusortieren. Man kann nicht sagen, ob jemand hundertprozentig gesund oder krank ist. Es handelt sich vielmehr um Begriffe, die flexibel verstanden werden wollen. Das heißt, dass das Leben eine ständige Balance zwischen Gesundheit und Krankheit ist. „Die Gesundheit" beziehungsweise „die Krankheit" gibt es nicht. Es handelt sich um ein Überschneidungsfeld von Gesundheit und Krankheit.

Das Überschneidungsfeld von Gesundheit und Krankheit zeigt, dass jeder Mensch mitverantwortlich ist für seine Gesundheit. Dieser Ansatz spricht eindeutig für die Forcierung der Ressourcen des Patienten und der Rückbesinnung auf seine Selbstheilungskräfte. Von diesen *Selbstheilungskräften* sprach bereits der bedeutende griechische Arzt des Altertums, Hippokrates (460–377 v. Chr.). Er betrachtete die Stärkung der Selbstheilungskräfte des Kranken als eine wichtige Aufgabe. Das medizi-

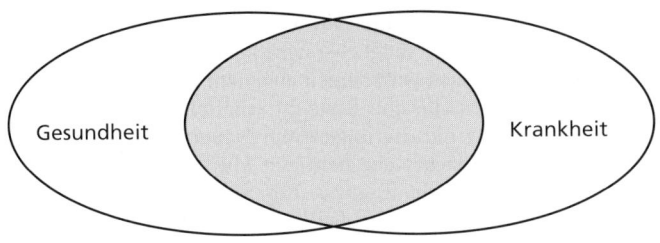

Abb. 1.1: Das Überschneidungsfeld Gesundheit – Krankheit

nisch geprägte Versorgungssystem hat diese Perspektive lange Zeit blockiert, weil es einfacher ist, sich helfen zu lassen und die Verantwortung an den Arzt abzugeben, als an *Selbsthilfe* (Selbstorganisation und Selbstverantwortung) zu denken. Lange Zeit wurde dem Arzt die Pflicht zugeordnet, Kranke wieder gesund zu machen. Gesundheit wurde gewissermaßen als jederzeit wiederherstellbar oder sogar als erkaufbar betrachtet.

Alternative Pflegemaßnahmen aktivieren die Ressourcen des Betroffenen. Sie werden einer individuellen und ganzheitlichen Pflege gerecht. Der Kranke hat das Gefühl, dass sich jemand um ihn sorgt. Durch die Anregung der körperlichen Abwehr sollen dabei die Selbstheilungskräfte gefördert werden.

1.4 Ganzheitliche Pflege

Schwester Liliane Juchli prägt in ihren Krankenpflegelehrbüchern den Begriff *„Ganzheitliche Pflege"*. Sie meint damit eine Pflege, welche die körperlichen, seelischen, geistigen und sozialen Bedürfnisse des Menschen als Ganzes betrachtet.

Die Ganzheitliche Pflege ist am besten bei einer Individualpflege möglich, das heißt, dass eine Pflegekraft komplett für einen Patienten zuständig ist. In den Kliniken und Pflegeeinrichtungen reicht die Stellenzahl dafür nicht aus. Es ist das Bemühen vieler engagierter Pflegekräfte mit den vorhandenen Kräften einer „Ganzheitlichen Pflege" möglichst nahe zu kommen.

In vielen Einrichtungen wird derzeit an einem Pflegeleitbild gearbeitet, um eine gemeinsame Basis zu schaffen, von der aus es leichter fällt, Umstrukturierungen und Neuerungen vorzunehmen, die sich angesichts der heutigen Flut von Reformen im Gesundheitssystem von Tag zu Tag vermehren. Ob dieser Reformstau nicht irgendwann als Blockade des eigentlichen Tuns entlarvt wird, bleibt abzuwarten. Für Grundsatzdiskussionen – und dazu kann man wohl die *Entwicklung von Pflegeleitbildern* zählen – sind Umstrukturierungen und Neuerungen jedoch allemal sehr geeignet.

Historisch hatten Pflegeeinrichtungen wie Altenheime und Krankenhäuser die Funktion, pflegebedürftige Menschen zu versorgen, um deren Angehörige zu entlasten. Dabei stand nicht zuletzt der Rationalisierungsgedanke im Vordergrund. Dem gegenüber steht das gegenwärtige Pflegeleitbild, welches von einer Individualisierung beherrscht wird. Die Rationalisierung und Bürokratisierung steht der Normalisierung und Individualisierung entgegen. Einerseits soll z. B. jeder Bewohner die Möglichkeit bekommen, seine eigenen Möbel in das Seniorenheim mitbringen zu können. So wird versucht, einen größtmöglichen Teil seiner Identität zu bewahren. Andererseits ist es die Institution (das Altenheim), welche das Sich-Selbst-Sein der Bewohner einschränkt. Schlimmstenfalls werden Seniorenheime diesbezüglich sogar als Aufbewahrungsort bezeichnet. Der einzelne Pflegebedürftige wird dabei als Objekt betrachtet. Das Einbeziehen der körperlichen, geistigen, seelischen und sozialen Bedürfnisse erfolgt allenfalls sekundär.

Mit der zunehmenden Kundenorientierung wird die Wahrung der Identität der Pflegebedürftigen sicherlich erfolgreich verändert. Auch die Konkurrenzsituation der Pflegeeinrichtungen untereinander wird hierzu beitragen. Das gelingt allerdings nur dann, wenn der Kunde auch zahlt und aus seiner wirtschaftlichen Kraft Ansprüche ableitet.

Qualifizierte Pflege ist teuer. Die Einführung der Pflegeversicherung hat sicherlich dazu beigetragen, dass Pflegeleistungen transparenter werden. Angesichts einer *fehlenden einheitlichen Pflegetheorie*, die verdeutlicht, welche Leistungen angezeigt sind,

sind Konsenzschaffungen bei Streitfragen über den Pflegebedarf oft unmöglich. Die Entwicklung einer Pflegetheorie ist unumgänglich. Eine Pflegetheorie ist ein System von Aussagen und geht über die Wirklichkeitsbeschreibung hinaus. Sie bezieht viele Konzepte anderer Wissenschaften mit ein (z. B. aus der Soziologie, Psychologie u. a.). Ohne eine einheitliche Pflegetheorie wird Pflegequalität nur teilweise – und zwar über Pflegestandards, Pflegeplanung und Pflegedokumentation – erreicht werden können. Es liegt in den Händen aller Pflegekräfte, zukünftig einheitliche Vorgehensweisen zu schaffen. *Pflegestandards* sind dazu sicherlich eine adäquate Hilfe.

Definition
Pflegestandards sind Richtlinien für die generelle Pflege, die zur sinnvollen Gestaltung der Pflege beitragen. Dennoch stellen sie ein rationales Arbeitsinstrument dar, welches lediglich den normalen Verlauf berücksichtigt.

Warnung
Die Gefahr ist groß, dass Pflegestandards stur und routinemäßig bei jedem Patienten eingesetzt werden, ohne auf individuelle Unterschiede zu achten.

Es steht fest, dass jeder Mensch anders auf pflegerische oder auch auf therapeutische Maßnahmen reagiert. Fest stehen sollte außerdem, dass professionelle Pflege nicht ohne ethisch begründbare *Selbstverantwortung* sein kann. Selbstreflexion und Selbstkontrolle gelten als die wichtigsten Garanten einer qualifizierten Pflege.

Der Pflegeprozess, der in sechs Schritten den dynamischen Verlauf von Gesundheit und Krankheit aufzeigt und die Grundlage für eine individuelle Ganzheitspflege ist, berücksichtigt die Selbstreflexion mit dem 6. Schritt, der sogenannten *Pflegeevaluation*.

Merke
Zur Pflegeevaluation fragt sich die Pflegekraft zum Beispiel:
• Sind die gesetzten Pflegeziele erreicht?
• Wie reagiert der Pflegebedürftige auf die Pflegemaßnahmen?

1. Informationssammlung

2. Erkennen von Problemen und Ressourcen

3. Festlegen der Pflegeziele

4. Planung der Pflegemaßnahmen

5. Durchführung der Pflege

6. Beurteilung der Wirkung der Pflege auf den Patienten

Abb. 1.2: Die sechs Schritte des Pflegeprozesses

- Wie ist sein Befinden im Moment?
- Sind Veränderungen in seinem Zustand aufgetreten?

Außerdem bezieht sich der *Pflegeprozess* nicht nur auf die pathologischen Merkmale, sondern auch auf die gesunden Kräfte des Menschen. Diese Kräfte, die der Mensch noch hat, werden als Ressourcen bezeichnet. Mit ihnen arbeitet die Pflegekraft bei der Planung der Pflege. Das hat die beiden Vorteile, dass die Pflegekraft entlastet wird und der Patient individuell mit in den Pflegeablauf einbezogen werden kann. Der Pflegebedürftige ist hier nicht nur Leidender, sondern ein Mensch mit gesunden Anteilen. Stellt man bei der Evaluation fest, dass die gesetzten Pflegeziele nicht erreicht wurden, so wird der Pflegeplan entsprechend den individuellen Gegebenheiten des Patienten umgestellt. Zur Berücksichtigung der Ganzheitlichkeit des Patienten bedient man sich bei den sechs Schritten des Pflegeprozesses auch gern der zwölf Lebensaktivitäten (LA) nach Nancy Roper.

1.5 Alternative Pflegemaßnahmen

Wie bereits erklärt, sind alternative Pflegemaßnahmen Pflegetätigkeiten, die von der Pflegekraft eigenverantwortlich eingesetzt werden können. Dabei kann diese selbst entscheiden, welche Pflegemaßnahme sie beim Pflegebedürftigen anwendet. Ihr obliegt ein gewisser Spielraum schon allein darin, wie intensiv sie die eine oder andere Pflegemaßnahme ausführt. Die Grundsätze der prophylaktischen Pflege verdeutlichen, wie groß der Spielraum sein kann und wie hoch die Eigenverantwortung der Pflegenden ist.

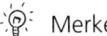 Merke

Als *Grundsätze aller Prophylaxen* gelten die folgenden fünf Axiome:

- Intensität
- Regelmäßigkeit
- Integration
- Kooperation und
- Koordination.

 Definition

Unter Regelmäßigkeit wird die ordnungsgemäße zeitliche Durchführung verstanden. Integration und Kooperation stehen für die Zusammenarbeit mit dem Pflegebedürftigen, bzw. mit den anderen Pflegekräften. Koordination ist erforderlich, um die einzelnen Pflegemaßnahmen – und hier angesichts der Eigenverantwortung erst recht die alternativen Pflegemaßnahmen – sinnvoll in den Pflege-, Gesundungs- und Arbeitsprozess einzuplanen.

Hat auch die Pflegekraft mit der Durchführung alternativer Pflegemaßnahmen einen großen Ermessensspielraum bei ihrem Tun, der nicht zuletzt aufgrund der fehlenden Definition von „Pflege" sowie aufgrund der erwähnten defizitären Pflegetheorie existiert, so ist die *Einwilligung des Pflegebedürftigen* selbstverständlich in jedem Fall erforderlich. Wie der Grundsatz der Kooperation besagt, ist es den Pflegekräften angeraten, immer erst mit dem Arzt Rücksprache zu halten, bevor sie sich für bestimmte alternative Pflegemaßnahmen entscheiden. Ist dies auch in der ambulanten Pflege zeitlich nicht immer direkt leistbar, liegt gerade hier wieder die Verantwortung bei den Pflegekräften, für eine funktionierende Zusammenarbeit mit dem Arzt zu sorgen. In diesem Sinne dienen sie als Vermittler zwischen Pflegebedürftigen und Arzt. Aufgrund der Tatsache, dass die Pflegekräfte von allen am therapeutischen Team Beteiligten die meiste Zeit über am Patienten verbringen, kommen sie für diese Aufgabe als erste in Frage.

Alternative Pflegemaßnahmen sind, wie die folgenden Kapitel zeigen werden, keine klare Abgrenzung von der Schulmedizin. Sie spiegeln im Gegenteil nicht selten genau das wider, was ärztlicherseits gerne zusätzlich verordnet wird. Es handelt sich nicht um streng medizinische Maßnahmen, die viel Geld kosten, sondern eher um sogenannte altbekannte Hausmittel, die unterstützend wirken und von qualifizierten Pflegekräften eigenverantwortlich durchgeführt werden können. Viele alternative Pflegemaßnahmen setzen genau da an, wo es sich um eine klare Aufgabe der Pflegekraft handelt, z. B. vor allem bei der Ganzkörperwaschung.

Es wird viel Wert darauf gelegt, gemeinsam mit dem Pflegebedürftigen zu handeln, anstatt ihn ausschließlich mit künstlichen Mitteln zu behandeln. Die oben beschriebene Ganzheitlichkeit steht bei allen alternativen Pflegemaßnahmen im Vordergrund. Es gilt, die Selbstheilungskräfte des Pflegebedürftigen zu aktivieren. Diese ergeben sich aus den Ressourcen, den Kräften, die der Kranke trotz seiner Einschränkungen noch hat. Wenn diese Energiereserven dem Pflegebedürftigen bewusst sind und er merkt, dass er adäquate Mittel besitzt, um seine Einschränkungen zum Teil zu kompensieren, kann man von einer geglückten Pflege sprechen.

2 Alternative Pflege-maßnahmen zur Körperpflege

2.1 Waschungen

2.1.1 Grundsätzliche Überlegungen

Die beste Zeit für Waschungen ist frühmorgens oder als Einschlafhilfe abends. Keinesfalls sollte man sich von den festen Zeiten wie z. B. die tägliche Visite des Arztes oder das Frühstück um 8 Uhr treiben lassen. Die alternative Waschung verlangt ein bewusstes Arbeiten. Der z. T. selbst herbeigeführte Zeitdruck ist hier fehl am Platz. Was spricht dagegen, einen Patienten erst nach der Visite oder nach dem Frühstück am späten Vormittag oder am Nachmittag zu waschen?

Der Patient sollte sich warm fühlen, die Raumtemperatur angenehm sein (mindestens 19 °C) und das Fenster während der Waschung geschlossen bleiben. Mit einem um die Hand gewickelten Waschtuch oder einem Waschhandschuh wird ein *dünner Wasserfilm* kalt oder höchstens zimmerwarm auf den gesamten Körper oder bestimmte Körperabschnitte aufgetragen. Nach einem anfänglichen Zusammenziehen erweitern sich dann die Gefäße, und ein allgemeines Wärmegefühl und Wohlbehagen stellt sich ein. Durch regelmäßige Anwendungen kann man eine Steigerung der Abwehrkraft des Körpers erreichen. Waschungen helfen bei vielen Alltagsbeschwerden und steigern die Abwehrkraft. Je nachdem, ob man Ganz-, Ober- oder Unterkörperwaschungen durchführt, wirken sie eher belebend oder eher beruhigend und schlaffördernd.

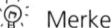 Merke

Entscheidend ist, dass mit dem Waschhandschuh ein dünner Wasserfilm auf die Haut aufgetragen wird, der anschließend nicht abgetrocknet wird.

2.1.2 Ganzkörperwaschung

Die Ganzwaschung des Patienten kann in die Ober- und in die Unterkörperwaschung eingeteilt werden. Sofern der Patient nicht friert, nimmt man zur *leichten Abhärtung*, bei Abwehrschwäche, Nervosität, Kreislaufstörungen, bei einer Störung der Wärmeregulation (kalte Hände und Füße) und bei rheumatischen Erkrankungen zunächst zimmerwarmes Wasser und geht allmählich zu kälterem Wasser über.

Durchführung der Ganzkörperwaschung:

- Man taucht den Waschhandschuh ins Wasser ein und wringt ihn nur leicht aus. Er wird dann so fest über die Haut geführt, dass ein Wasserfilm auf ihr bleibt. Man beginnt zuerst bei den Armen, fährt über die Hand am Arm entlang, erst außen bis zur Achselhöhle und dann innen wieder zurück.
- Dann wird der Hals, die Brust und der Bauch und anschließend der Rücken gewaschen. Bei den Beinen beginnt man erst außen am Fußrücken, dann vorne und schließlich innen. Dabei immer in Richtung Gesäß waschen und wieder abwärts fahren.
- Danach ermöglicht man dem Patienten ein Fußbad. Der Patient wird *nicht abgetrocknet*. Er wird sofort angezogen und soll sich entweder aktiv bewegen, um sich so wieder aufzuwärmen, oder aber gut zugedeckt für mindestens 30 Minuten im Bett liegen bleiben.

2.1.3 Oberkörperwaschung

Eine Teilwaschung des Oberkörpers kann auch bei bettlägerigen Patienten erfolgen. Kalte Oberkörperwaschungen helfen bei Unausgeglichenheit und Erkältungsanfälligkeit. Sie wirken anregend auf den Hautstoffwechsel und fördern die Durchblutung. Als Zusätze können *Obstessig* (im Verhältnis 1:3) oder auch *Salz* (1 Esslöffel auf 1 l Wasser) verwendet werden.

Durchführung der Oberkörperwaschung:

- Nach dem Entkleiden des Oberkörpers wird das Waschtuch bzw. der Waschhandschuh in kaltes Wasser getaucht, leicht ausgewrungen und am rechten Arm mit der Waschung begonnen. Erst die Außen- und dann die Innenseite. Ebenso verfährt man mit dem anderen Arm.
- Dann reibt man die Brust, den Bauch und den Rücken ab.
- Beim Waschen drückt man das Tuch leicht an, so dass ein Wasserfilm auf der Haut entsteht.
- Die Waschung sollte *nicht zu langsam* durchgeführt werden, damit der Körper des Patienten nicht auskühlt.
- Der Körper wird *nicht abgetrocknet*. Man streift gleich ein Hemd oder ein T-Shirt darüber, fordert den Patient zu aktiven Bewegungsübungen auf oder läßt Bettlägerige gut zugedeckt mindestens 30 Minuten ruhen.

2.1.4 Unterkörperwaschung

Die kalte Unterkörperwaschung hat eine insgesamt eher schlafffördernde Wirkung. Sie kann bei Unausgeglichenheit und bei rheumatischen Erkrankungen, aber auch bei kalten Füßen, Einschlafstörungen, venösen Beinleiden (auch Krampfadern), bei Darmträgheit und bei Schilddrüsenüberfunktion eingesetzt werden.

 Warnung
Wenn der Betroffene friert, einen Harnwegsinfekt oder Unterleibsinfekt hat, ist die kalte Waschung kontraindiziert!

Durchführung der Unterkörperwaschung

- Man taucht das Waschtuch, bzw. den Waschhandschuh in kaltes Wasser ein, wringt ihn nur leicht aus und beginnt unten am Bein zu waschen.
- Das Tuch drückt man nur leicht auf der Haut an, so dass ein Wasserfilm auf der Haut bleibt. Erst die Außen-, dann die Vorder- und die Innenseite des Beins bis zum Gesäß waschen und wieder zurück zum Fuß abreiben.
- Die Waschung sollte *nicht zu langsam* durchgeführt werden, da der Patient schnell auskühlen könnte. Nach der Waschung wird der Patient *nicht abgetrocknet*, sondern angekleidet und gut zugedeckt. Er soll sich mindestens 30 Minuten im Bett aufwärmen.

2.1.5 Belebende Körperwaschung

Die belebende Körperwaschung eignet sich zur Anregung bei depressiven und/oder schläfrigen Patienten. Bei der belebenden Körperwaschung ist unbedingt zu berücksichtigen, dass *gegen die Haarwuchsrichtung* gewaschen wird. Man sollte einen rauhen Waschlappen benutzen. Jedes Körperhaar ist an der Haarwurzel von einem Nervengeflecht umgeben, welches jede Berührung aufnimmt und an das zentrale Nervensystem weiterleitet. Bei Berührungen gegen die Haarwuchsrichtung ist der Reiz intensiver und wirkt belebend. Das Gehirn bekommt stärkere Informationen über die stimulierte Hautregion. Die Zeit der Waschung sollte maximal 20 Minuten betragen, wobei die Wassertemperatur niedriger als die Körpertemperatur (etwa 30 °C) sein sollte.

2.1.6 Schweißreduzierende/fieberreduzierende Körperwaschung

Als Zusätze, die den Verdunstungseffekt verstärken, verwendet man 1 l Salbei- oder Pfefferminztee auf 4 l Wasser. Es wird in langen großen Zügen gewaschen, damit eine möglichst intensive

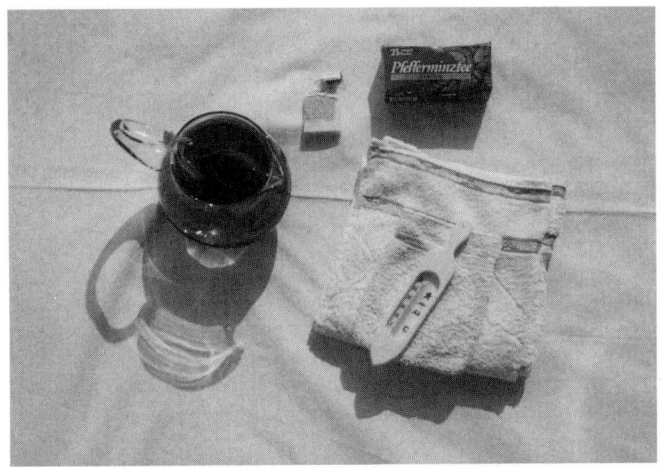

*Abb. 2.1: Pfefferminztee als Zusatz für die schweißreduzie-
rende/fieberreduzierende Körperwaschung*

Wirkung eintritt. Die Wassertemperatur ist niedriger als die Körpertemperatur (ca. 30 °C).

2.1.7 Beruhigende Körperwaschung

Die Zielgruppen der beruhigenden Körperwaschung sind Patienten mit Hyperaktivität, Unruhezuständen, Einschlafstörungen,
Schmerzen. Als Zusatz eignen sich *ätherische Öle* wie Kamille,
Benzoe, Sandelholz, Weihrauch. Diese vermischen sich nicht mit
Wasser. Das Öl schwimmt oben. Daher muss man *Emulgatoren*
verwenden. Dazu gibt man etwa 0,25–1 l H-Milch mit ins Wasser. Eine Emulsion ist die feinste Verteilung einer Flüssigkeit in
einer anderen, mit ihr nicht mischbaren Flüssigkeit. Ein Emulga-
tor ist ein Stoff, der die Emulsionbildung ermöglicht. Man wäscht
mit einem weichen Waschlappen oder mit den Händen! Es gilt,
möglichst langsam und *bewusst in Haarwuchsrichtung* zu wa-

schen. Die Haut sanft trocken tupfen, auf keinen Fall rubbeln. Die Waschung sollte maximal 20 Minuten bei einer Wassertemperatur von etwa 37–38 °C erfolgen.

2.2 Bäder

2.2.1 Wirkungen

Ein Bad ist oft die beste Arznei, und seine Einflüsse auf den Organismus sind sehr vielseitig. Die Wärmeeinwirkung regt die Wärmerezeptoren der Haut an. Das führt zu einer Gefäßerweiterung (Vasodilatation) sowie zu vermehrter Schweißsekretion und zur Minderung der Wärmeproduktion.

Wärme- und Kälterezeptoren der Haut reagieren auf Temperatureinflüsse ganz ähnlich wie etwa ein Außenfühler einer temperaturgesteuerten Ölheizung. Diese Rezeptoren vermitteln jede Temperaturveränderung über Nervenbahnen an das Gehirn. Von dort wird dann über ein *Regelsystem* für die stets gleichbleibende Körpertemperatur gesorgt. Kühlt die Haut ab, wird sie automatisch mit mehr warmen Blut versorgt. Wird sie zu warm, verengen sich ihre Blutgefäße, um die Wärmezufuhr zu drosseln. Außerdem öffnen sich die Hautporen und sondern Schweiß als kühlenden Feuchtigkeitsfilm ab.

Ein Bad hat einen anregenden Einfluss auf Blutkreislauf und Nervensystem und wirkt ferner durch eingeatmete Dämpfe auf die Atemwege. Außerdem kommt es zur Verminderung der Körperschwere und somit zu einer erhöhten Beweglichkeit. Durch den Auftrieb verliert der Körper im Wasser so viel von seinem Gewicht, wie die von ihm verdrängte Wassermasse wiegt. Der Auftrieb entlastet die Körpermuskulatur von aller Stütz- und Haltearbeit. Bewegungen, die außerhalb des Wassers unmöglich sind, können unter Umständen im Wasser ohne Schwierigkeiten ausgeführt werden. Vor allem bei spastischen Lähmungen oder bei Kontrakturen (Gelenksteifigkeit) sind die Gliedmaßen unter Wasser beweglicher.

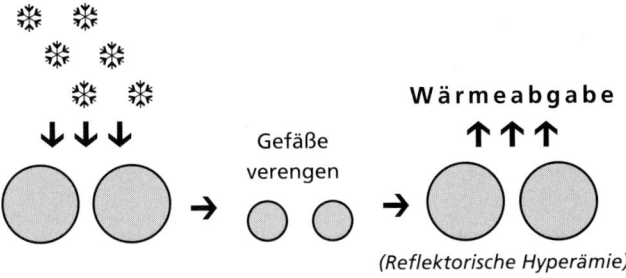

Abb. 2.2: *Reflektorische Hyperämie (Prinzip). Infolge eines Kältereizes ziehen sich Blutgefäße zusammen. Die daran anschließende Gefäßerweiterung führt zur Erwärmung des Körpers.*

Man unterscheidet Teil- und Vollbäder und solche mit heißem, kaltem und in der Temperatur ansteigendem Wasser. Bei Vollbädern treten als Folge der Gefäßreaktion Kreislaufveränderungen auf. Es kommt zur Zunahme des zentralen Blutvolumens, so dass die Herzfrequenz beschleunigt wird. Die Muskeldurchblutung hingegen nimmt ab, wodurch sich Verspannungen und Spasmen lösen können. Alle Bäder werden entsprechend der ärztlichen Verordnung und Anleitung ausgeführt. Die gebräuchlichsten Teilbäder sind Arm,- Fuß- und Sitzbäder. Bei den Teilbädern sind größere Temperaturabweichungen von oben nach unten erforderlich, um eine mit dem Vollbad vergleichbare Wirkung erzielen zu können.

2.2.2 Kaltes Armbad

Das *kalte Armbad* soll (wie alle Anwendungen) bei warmem Körper im warmen Raum genommen werden. Man füllt eine Schüssel oder ein Waschbecken mit Wasser von etwa 15 °C und lässt den Patienten die entblößten Unterarme für drei Sekunden eintauchen (langsam bis 3 zählen), die Arme wieder aus dem Wasser herausnehmen und die Nässe abstreifen. Nach einer kurzen Pause lässt man den Arm wieder eintauchen und zählt bis 5, das dritte Mal dann bis 10. Das kalte Armbad ist weniger intensiv als ein kalter Armguss, dennoch ist es eine geeignete und sinnvolle Anwendung, die Pulszahl und den Blutdruck zu erhöhen und den Kreislauf in Schwung zu bringen. Es hilft bei Müdigkeit, *Abgespanntheit* sowie bei körperlicher und geistiger *Erschöpfung*.

Durchführung des kalten Armbades:

- Man bittet den Patienten, beide Arme in mehreren länger werdenden Intervallen maximal für zehn Sekunden in das mit kaltem Wasser gefüllte Waschbecken zu legen.
- Anschließend streift man das Wasser von der Haut ab und sorgt für eine Wiedererwärmung des Armes (zudecken, bzw. den Patienten zur Bewegungsübungen animieren, z. B. mittels Armkreisen).

2.2.3 Warmes Armbad

Insbesondere bei degenerativen Erkrankungen, welche die Beweglichkeit der Hände beeinträchtigen, sind warme Armbäder angezeigt. Schmerzhafte Bewegungseinschränkungen (z. B. bei Arthrosen) können hiermit verbessert werden.

 Warnung
Nicht anwenden bei Lymphstau, Lymphödem des Armes, Bluthochdruck, Herzerkrankungen und Gefäßkrämpfen.

Durchführung des warmen Armbades:

- Man verfährt ähnlich wie beim kalten Armbad, verwendet jedoch warmes Wasser (etwa 35–38 °C).
- Die Dauer des warmen Armbades liegt zwischen 15 und 20 Minuten. Die Raumtemperatur sollte nicht unter 19 °C betragen.
- Danach trocknet man die Arme ab und sorgt für Bettruhe des Patienten.

28

2.2.4 Ansteigendes Armbad

Beim ansteigenden Armbad beginnt man mit wenig Wasser von etwa 30 °C und gießt nach und nach heißes hinzu (natürlich nicht direkt auf die Arme), um die Wassertemperatur allmählich zu erhöhen. Dieses Bad soll insgesamt 15 Minuten dauern, danach wird gut abgetrocknet. Ein warmes Armbad hilft bei Verkühlung, Frösteln, Durchnässung, also immer dann, wenn eine Erkältungskrankheit zu befürchten ist. Anschließend gut frottieren und Bettruhe halten. Das ansteigende Armbad hilft bei Koronarerkrankungen (bei Herzinfarktpatienten nur nach Absprache mit dem Arzt), sowie bei Angina pectoris, Bluthochdruck, Herzinsuffizienz, sowie bei Asthma bronchiale, Erkältungen im Kopfbereich, arteriellen Durchblutungsstörungen der Beine (Ausnutzung der Fernwirkung und Mitreaktion der Beingefäße) und bei rheumatischen Beschwerden.

 Warnung
Nicht anwenden bei Venenleiden der Arme, Lymphstau, Lymphödem der Arme und bei Lähmungen. Wenn dem Patienten der Schweiß ausbricht, sollte die Anwendung beendet werden.

Durchführung des ansteigenden Armbades:

- Man entkleidet lediglich die Arme und legt diese in ein Becken oder in die Wanne, so dass die Ellenbogen noch gut vom Wasser bedeckt sind.
- Dann lässt man langsam heißes Wasser nachlaufen und steigert die Temperatur über die Dauer von höchstens 20 Minuten auf 39–41 °C (Wasserthermometer ins Badewasser legen).
- Danach lässt man das Wasser ablaufen, trocknet die Arme ab und sorgt für mindestens 20 Minuten Bettruhe des Patienten.

2.2.5 Kaltes Fußbad

Das kalte Fußbad hilft bei Überhitzungszuständen, Einschlafstörungen, Kopfschmerzen, *Krampfaderleiden* oder nach körperlicher Erschöpfung, sowie bei Überanstrengung der Beine und als Sofortmaßnahme bei *Zerrungen oder Prellungen* im Knöchelbereich.

 Warnung
Bei kalter Haut oder bei Kälteempfindlichkeit, bei akuten Harnwegsinfekten, Koronarinsuffizienz, Ischiasnervenreizung, arteriellen Durchblutungsstörungen schweren Grades oder bei Krämpfen in den Beinen sollten keine kalten Fußbäder durchgeführt werden.

Durchführung des kalten Fußbades:

- Man füllt eine Fußbadewanne oder das Duschbecken mit kaltem Wasser und bittet den Patienten, seine Füße für 15 bis maximal 60 Sekunden in das Wasser hineinzustellen.
- Nach dem Fußbad werden die Füße nicht abgetrocknet. Das Wasser wird von den Füßen *nur abgestreift*, die Zehenzwischenräume jedoch gut getrocknet. Dann zieht man dem Patienten wollene Strümpfe an und sorgt für eine Erwärmung (z. B. mittels Bewegung oder auch gut zugedeckt bei der Nachruhe).

2.2.6 Warmes Fußbad

Beim warmen Fußbad steht die durchblutungsfördernde und entspannende Wirkung auf die *Unterleibsorgane* im Vordergrund. Das Bad wirkt wohltuend und heilend bei Infekten im Nieren-Blasen-Bereich, schlafförndernd bei Menschen, die zu kalten Füßen neigen, und insgesamt stabilisierend auf das vegetative Nervensystem.

 Warnung
Bei Bluthochdruck, Venenleiden oder -entzündungen darf kein warmes Fußbad erfolgen.

Durchführung des warmen Fußbades:

- Man verfährt wie beim kalten Fußbad, verwendet jedoch Wasser mit einer Temperatur von etwa 36–38 °C.
- Die Dauer des warmen Fußbades kann etwa 10–15 Minuten betragen.
- Danach ist ein *kurzer kalter Guss bis zum Knie* (immer herzfern mit dem rechten Bein beginnen) oder ein kurzes kaltes Fußbad mit einer Temperatur von 12–18 °C empfehlenswert.

2.2.7 Ansteigendes Fußbad

Das ansteigende Fußbad erwärmt schnell und gründlich den ganzen Körper. Die Beine sollen bis über die Waden im Wasser stehen. Ansteigende Fußbäder eignen sich vor allem zur *Bekämpfung von beginnenden Erkältungskrankheiten.* Sie erwärmen den ganzen Körper, fördern die Durchblutung der Schleimhäute von Nase und Rachen und bekämpfen Krankheitserreger. Der Patient wird samt dem Gefäß und dem Stuhl in Wolldecken gehüllt. Das warme Fußbad allein führt jedoch selbst auch fernab von der Einwirkungsstelle zu einer besseren Hautdurchblutung.

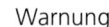 Warnung
Bei Venenleiden oder Herz- und Kreislaufschwäche sollte man ansteigende Fußbäder nicht ohne ärztliche Genehmigung anwenden. Wenn der Patient während der Pflegemaßnahme über Schwindelgefühle klagt oder sich unwohl fühlt, ist das ansteigende Fußbad abzubrechen.

Durchführung des ansteigenden Fußbades

- Man benutzt eine hohe Fußbadewanne, stellt sie in die Badewanne und gießt *1 l heißen Thymiantee* hinein.
- Die Fußbadewanne wird solange mit kaltem Wasser nachgefüllt, bis eine Temperatur von etwa 33 °C (Hauttemperatur) erreicht ist.
- Dann wird der Patient aufgefordert, seine Füße in das Fußbad zu stellen.

- Um den Patienten herum wird eine Wolldecke gelegt, so dass der Patient möglichst gut abgedeckt ist.
- Nun steigert man allmählich die Temperatur des Wassers für die Dauer von 15–20 Minuten durch *schrittweises Nachgießen* von heißem Wasser (natürlich nicht direkt auf die Füße) bis zur Grenze des Erträglichen (maximal 42 °C).
- Danach werden die Füße abgetrocknet und in ein flauschiges Handtuch gewickelt. Es können auch warme Strümpfe angezogen werden.
- Abschließend sollte der Patient etwa 15 – 30 Minuten liegend ruhen.

2.2.8 Wechselfußbäder

Wechselfußbäder sind besonders kreislaufanregend und durchblutungsfördernd. Dabei kommt es zu einem *Gefäßtraining* durch die wechselnde Eng- bzw. Weitstellung der Blutgefäße. Wechselfußbäder sind auch bei Schlafproblemen hilfreich. Sie bewirken eine Entlastung des Kopfes und des Nervensystems, indem das Blut vom Kopf in die Beine gezogen wird.

Durchführung von Wechselfußbädern:

- Für die sehr wirkungsvollen Wechselfußbäder braucht man hohe Gefäße, in welchen die Beine 2 bis 3 Minuten lang im warmen Wasser (etwa 38–40 °C) stehen.
- Anschließend werden die Beine mehrere Sekunden lang (solange, bis die Abkühlung deutlich spürbar wird) im einem Eimer mit kaltem Wasser bei etwa 15 °C gestellt. Dieser Vorgang wird mehrmals wiederholt, bis sich eine intensive Erwärmung bemerkbar macht.

2.2.9 Sitzbad

Mittels Sitzbädern kann man die Becken-, Bauchorgane sowie den Genital- und Analbereich gezielt behandeln. Sitzbäder wirken *durchblutungsfördernd* und *entzündungshemmend.* Sie werden vor allem bei Hämorrhoiden, Unterleibsbeschwerden, Analfissuren und -ekzemen, Afterjucken, Blasenentzündungen und Prostatabeschwerden angewandt.

 Warnung
Bei schweren arteriellen und venösen Stauungen und Entzündungen am Bein und im Behandlungsgebiet sollten keine Sitzbäder erfolgen!

Durchführung des Sitzbades:

- Am besten geeignet ist natürlich eine Sitzbadewanne, in der man nur noch kühles oder warmes (etwa 36–38 °C) Wasser bis zur gewünschten Höhe, etwa bis zum Bauchnabel, einlaufen lassen muss.
- Zum einlaufenden Wasser gibt man *Kamillentee* oder *Kamillenextrakt.*
- Anstelle der Sitzbadewanne kann man einen *wasserfesten Schemel oder einen Plastikhocker* in die Badewanne stellen, auf den der Patient seine Beine hochlagern kann. Wichtig ist, dass der Oberkörper und die Arme sowie die Beine und Füße trocken bleiben und gut bedeckt (wenn möglich angezogen) sein sollen, damit der Patient nicht friert.
- Die Anwendungsdauer sollte etwa 10–20 Minuten betragen.

2.2.10 Ansteigendes Vollbad

Ein ansteigendes Vollbad beginnt mit lauwarmen Wasser, das beim Sitzenden gerade die Unterschenkel bedeckt. Langsam wird heißes Wasser zugegossen (nicht auf den Körper!) und umgerührt, bis das Wasser so hoch wie möglich steht und eine Temperatur von etwa 40 °C erreicht hat. Zum Abschluss wird der Badende von vorn und hinten mit je einem Eimer kalten Wasser abgegossen bzw. mit der Dusche kurz abgebraust. Notfalls tut es auch eine rasche Abwaschung mit einem triefend nassen kalten Waschlappen.

2.2.11 Heißes Vollbad

Heiße Bäder eignen sich vorzüglich zur Aufnahme von Badezusätzen. Am besten sind *frische Badekräuter,* die zerschnitten, 1 Stunde zugedeckt gekocht und dann abgesiebt werden. Je nach Erkrankung und entsprechend der ärztlichen Verordnung eignen sich frisches Heu, Kamille, Pfefferminze, Kleie sowie Fichten- und Kiefernzweige. Es ist gut, wenn man sich diese Mittel frisch beschaffen kann. Die industriell hergestellten Bademittel sind zwar durchaus brauchbar, aber vergleichsweise teurer. Anstelle des zeitraubenden Einkaufs sollte man sich aufraffen, in Verbindung mit einem gesunden Spaziergang an der frischen Luft einige Kräuter zu sammeln!

 Merke
Nach jedem heißen Vollbad ist eine Bettruhe von mindestens einer Stunde erforderlich.

 Warnung
Bei Entzündungszuständen der Haut oder der Beinvenen, Herz-Kreislaufstörungen, Hypotonie und bei verminderter Leistungsfähigkeit des Herzens sollten keine heißen Bäder durchgeführt werden, da sie für diese Patienten zu belastend wären!

Durchführung eines heißen Vollbades:

• Das Badewasser sollte zunächst 35–38 °C warm sein.
• Die Raumtemperatur sollte 18–21 °C betragen.
• Es ist darauf zu achten, dass die Patienten niemals mit vollem Magen in die Badewanne steigen.
• Die Badedauer darf 10–20 Minuten nicht überschreiten.
• Nach dem Abtrocknen ist eine Ruhepause von 30 Minuten obligat.

2.2.12 Kaltes Vollbad

Das kalte Vollbad wird für den entgegengesetzten Wirkungskreis des warmen Vollbades eingesetzt. Es wirkt auf den Sympathikus, wirkt damit blutverdünnend und blutzuckersteigernd und verringert die Darmperistaltik.

Durchführung eines kalten Vollbades:

- Man verfährt ebenso wie beim ansteigenden (bzw. heißen) Vollbad, jedoch beträgt die Temperatur etwa 18 °C.
- Die Badedauer sollte höchstens 6–30 Sekunden betragen.
- Nach dem Bad ist unbedingt eine Bettruhe von mindestens 30 Minuten einzuhalten.

2.3 Hautpflege

2.3.1 Säureschutzmantel

Der Säureschutzmantel wird auch als Lipidschutzfilm bezeichnet. Er wird auf der Hautoberfläche aus Bestandteilen des Schweißes und des Talgdrüsensekrets gebildet. Die aus dem Schweiß stammenden organischen Säuren liegen auf der Hautoberfläche in konzentrierter wässriger Lösung im Gemisch mit ihren Salzen vor. Sie bilden einen Puffer, der den pH-Wert im schwach sauren Bereich stabilisiert. Aufgrund dieser Bedingungen können sich nur wenige pathologische Mikroorganismen dauerhaft auf der Hautoberfläche ansiedeln.

Mit dem pH-Wert von ca. 5,5 ist die Haut schwach sauer. Der pH-Wert ist die Messzahl für die Wasserstoffionenkonzentration (H^+-Ionenkonzentration). Er ist der negative dekadische Logarithmus der Konzentration der H^+-Ionen. Bei einem pH-Wert von $> 7 = 10^{-7}$ liegt eine niedrige H^+-Ionenkonzentration zugrunde. Es besteht ein basisches, alkalisches Verhalten. Ein pH-Wert von < 7 (z. B. $5 = 10^{-5}$) zeigt saures Verhalten. Die H^+-Ionenkonzentration ist dabei vergleichsweise höher.

pH-Werte von < 7 = hohe H^+-Ionenkonzentration
pH-Werte von > 7 = niedrige H^+-Ionenkonzentration

0 1 2 3 4 5 6 **7** 8 9 10 11 12 13 14

stark   mittel   schwach   NEUTRAL   schwach   mittel   stark

sauer   **alkalisch, basisch**
(Säure)   **(Lauge, Base)**
hohe H^+-Ionenkonzentration   niedrige H^+-Ionenkonzentration

Wichtige pH-Werte:
Wasser   =   pH-Wert von 7
Blut   =   pH-Wert von 7,3–7,4
Haut   =   pH-Wert von 5,5
Magensäure =   pH-Wert von 1,5

Abb. 2.3: Der pH-Wert – Messzahl für die Wasserstoffionenkonzentration.

Ohne den natürlichen Säureschutzmantel der Haut würde die antibakterielle Funktion geschwächt, und die Haut anfälliger für Bakterien-, Viren und Pilzbefall. Durch intensives Waschen wird dieser Schutzfilm weitgehend abgewaschen. Darum sollte man möglichst saure Seifen und pH-neutrale Waschsubstanzen verwenden.

 Warnung
Als oberstes Gebot gilt bei der Pflege der Haut, sie nicht durch *übertriebene Reinlichkeit* zu schädigen. Alkalische, aggressive Seife (z. B. Kernseife) ist auf jeden Fall ungeeignet. Der Körper

sollte nicht zu häufig eingeseift werden, um den Säureschutzmantel der Haut nicht zu zerstören.

2.3.2 Trockenbürsten

Bei Patienten, die morgens oft träge sind und nicht so recht wach
werden, sollte man das Trockenbürsten der Haut ausprobieren.
Das bringt den Kreislauf in Schwung und vitalisiert. Der gesamte
Kreislauf wird besser durchblutet und entschlackt. Außerdem
fördert es die Gesundheit der Haut. Der Stoffwechsel der Haut
wird angeregt, Herz und Kreislauf werden entlastet und das vegetative Nervensystem stabilisiert. Mit *gleichmäßigen mechani-
schen Reizen*, die beim Bürsten entstehen, werden alle Hautfunk-
tionen aktiviert. Mittels des gleichmäßigen Bürstens kann auch
ein erhöhter Blutdruck gesenkt werden. Bei lokalen Durchblutungsstörungen (eingeschlafene Arme oder Beine) ist das
Trockenbüsten ebenfalls ausgezeichnet geeignet. Das Trockenbürsten führt man morgens in einem warmen und gut belüfteten
Raum durch. Wenn der Patient es möchte, auch bei geöffnetem
Fenster. Abends sollte das Trockenbürsten möglichst nicht erfolgen, da es sonst zu Einschlafstörungen kommen kann. Man
nimmt eine Bürste mit Naturfasern oder einen Sisalhandschuh.

⚡ Warnung
Falls das Trockenbürsten zur Quaddelbildung oder Rötungen
führt, die an eine Hautallergie erinnern, ist die Maßnahme sofort
abzubrechen. Ebenso beim Auftreten von starker Erregung und
Nervosität. Nicht anwendbar ist das Trockenbürsten bei Hautent-
zündungen und -verletzungen sowie bei Stoffwechselerkrankun-
gen der Haut (z. B. Schuppenflechte), bei Akne, Varizen, Unter-
schenkelgeschwüren und bei einer Schilddrüsenüberfunktion.
Wenn der Patient friert, unterkühlt ist oder wenn er sich in
einem überhitzten Zustand befindet, sollte man auf das Trockenbürsten generell verzichten.

Durchführung des Trockenbürstens:

• Man beginnt am rechten Fußrücken, bürstet über die Fußsohle,
und fährt dann kreisförmig über den rechten Unterschenkel

fort. Dann fährt man zum rechten Oberschenkel (erst die Außen-, dann die Innenseite) und wandert weiter bis zum Gesäß.

- Mit dem linken Bein verfährt man ebenso.
- Dann wird das Gesäß gebürstet.
- Am Oberkörper beginnt man ebenfalls rechts, erst am Handrücken, dann über die Außenseite des Arms in Längsrichtung und anschließend über die Innenseite des Arms.
- Danach verfährt man ebenso mit dem linken Arm.
- Die Brust wird zum Brustbein hin gebürstet, der Bauch im Uhrzeigersinn, der Nacken zur Schulter hin und zum Schluss der obere und untere Rücken im Uhrzeigersinn.
- Im Gesicht sollte allenfalls mit einer besonders weichen Bürste oder mit einem Waschlappen gebürstet werden.
- Die Dauer dieser alternativen Pflegemaßnahme richtet sich nach dem Zeitpunkt, bis eine leichte Rötung der Haut eintritt.

Flächenbegrenzte Anwendungen (z. B. Bürstenstriche am Nacken) sind besonders nach Stress entspannend. Ferner sind sie geeignet bei Bettlägerigkeit (Bürsten der Extremitäten), Nervosität (Massage des Unterleibs) und Müdigkeit (Massage des Oberkörpers). Während und nach der Behandlung entspannt er sich und fühlt sich anschließend topfit. Nach dem Trockenbürsten ist aber zunächst eine kurze Ruhepause (einige Minuten) und eine *kühle Ganzwaschung* sinnvoll, um die Wirkung zu verstärken.

2.3.3 Hauttypen

Hautpflegeprodukte sind insgesamt sehr sparsam zu verwenden. Ein Zuviel des Guten ist nicht nur schlecht für den Geldbeutel, sondern erst recht schlecht für den natürlichen Säureschutzmantel der Haut. Je nach Hauttyp reicht zum Waschen klares Wasser und eine milde rückfettende Seife aus. Im folgenden sind die drei Hauttypen mit einigen Empfehlungen hinsichtlich der zu verwendenden Pflegeprodukte aufgeführt:

Tab. 2.1: Hauttypen und empfohlene Pflegemittel

Hauttyp:	Empfohlene Pflegemittel:
Trockene Haut feinporige, nicht glänzende Haut, mit Neigung zur Faltenbildung (Spiegelabdruck zeigt keinen Fleck)	– nur eincremen, wenn sich die Haut sehr trocken anfühlt – ölhaltige Cremes oder Lotionen auf Wasserbasis (O/W) verwenden
Fettige Haut ölig glänzende, großporige Haut, die zu Mitessern und Pickeln neigt (Spiegelabdruck zeigt einen Fleck)	– rückfettende Substanzen benutzen – keine Schaumbäder verwenden – die Haut mit einer Creme auf der Basis W/O eincremen
Mischhaut trockene und fettige Bereiche, wobei die Gesichtsmitte meist fettiger und der Gesichtsrand trockener ist (Spiegelabdruck zeigt mittig einen Fleck)	– klares Wasser und ggf. eine milde rückfettende Seife benutzen – Cremes und Lotionen sind nicht erforderlich

2.3.4 Pflege bei fettiger Haut

Fettige Haut sollte man nach dem Waschen und Baden nur dann eincremen, wenn sich die Haut besonders trocken anfühlt. Normalerweise bildet die Haut genügend Fett. Zum Rückfetten eignen sich in diesen Fällen ölhaltige Cremes oder Lotionen auf Wasserbasis (O/W). Die Haut sollte auf keinen Fall durch übertriebene Reinlichkeit geschädigt werden. Dazu sind alkalische

Seifen (z. B. Kernseife) zu meiden, um den Säureschutzmantel der Haut nicht zu zerstören.

2.3.5 Pflege bei trockener Haut

Bei trockener und empfindlicher Haut benutzt man besonders intensiv rückfettende Substanzen. Hier ist besonders an die in der Regel sehr trockene Haut von *Kindern und alten Menschen* zu denken, die in Belastungssituationen noch besonders gepflegt werden müssen. Als Badezusatz sollte man hier keine Schaumbäder verwenden, die der Haut zusätzlich Feuchtigkeit entziehen, sondern Badeöle. Nach dem Waschen, Duschen und Baden cremt man die Haut mit einer Salbe oder gefetteten Lotion auf der Basis W/O ein.

W/O steht für Salben, deren Fettanteil höher ist, als der Wasseranteil. Würde der Wasseranteil überwiegen, käme es durch den Verdunstungseffekt zu weiterer Austrocknung der Haut. Diesen gravierenden Nachteil haben leider sehr viele Körperlotionen. Übertriebene Ölbäder oder Einreibungen mit fetthaltigen Salben sind aber ebenso schädlich, weil sich dadurch die Poren der Haut verstopfen können und es zu entzündlichen Hautveränderungen kommen kann. Die Ölbäder sollten daher nur einmal pro Woche durchgeführt werden.

2.4 Mund- und Zahnpflege

Eine unangenehme Begleiterscheinung von entzündlichen Erkrankungen der Mundflora und des Zahnfleisches ist das *Zahnfleischbluten*. Das Zahnfleisch ist wund und schmerzhaft, neigt leicht zum Bluten und ist vor allem zwischen den Zähnen rot und leicht geschwollen. Die Ursache liegt in den meisten Fällen bei einer vernachlässigten Mund- und Zahnpflege, einer Unterversorgung des Zahnfleischgewebes mit Nährstoffen und Vitaminen während der Schwangerschaft sowie bei Immunabwehr-, Stoffwechsel- und Verdauungsstörungen.

In jedem Fall ist der Zahnarzt über das Zahnfleischbluten zu informieren, so dass eventuell vorhandene Kariesstellen und der schädigende Zahnstein entfernt werden können.

Merke

Aufgrund unserer außerordentlich zuckerreichen Ernährung ist eine hundertprozentige Kariesprophylaxe fast unmöglich. Durch gute Mundhygiene, eingeschränkten Zuckerkonsum und regelmäßige Zahnarztbesuche lässt sich der Schaden jedoch begrenzen.

Durchführung des korrekten Zähneputzens:

- Für das Zähneputzen nimmt man sich mindestens 3–5 Minuten Zeit. Es sollte mindestens dreimal täglich (morgens, mittags und abends nach den Mahlzeiten) erfolgen.
- Man bewegt die Zahnbürste mit leichten Kreisen oder Rütteln von „Rot nach Weiß" und reinigt so die Außen- und Innenflächen und anschließend auch die Kauflächen.
- Der Bürstenkopf zeigt dabei möglichst schräg nach unten (Unterkiefer) oder schräg nach oben (Oberkiefer).
- Gleichzeitig wird der Zahnfleischsaum massiert.
- Zur Reinigung der Zahnzwischenräume eignet sich Zahnseide.
- Es dürfen keine Teile des Gebisses ausgelassen werden. Dazu empfiehlt es sich, das Gebiss in kleine Abschnitte zu teilen und bewusst jeden Abschnitt mindestens 10–15 mal mit leichten Kreisen oder Rütteln zu reinigen.
- Der Mund ist zwischendurch regelmäßig auszuspülen.

Merke

Die Art der verwendeten Zahnpasta ist zweitrangig. Wichtiger ist die Reinigungstechnik. So kann bei richtiger Vorgehensweise auch ohne Zahnpasta eine vollständige Reinigung der Zähne erfolgen.

Ein *Mundwasser* ist pflegerisch von großer Bedeutung. So sind Mundspülungen zur Unterstützung der täglichen Zahnpflege ratsam. Als Allroundmittel empfiehlt sich *Salbeitee,* der vorbeugend die Mundschleimhaut gerbt und schon bestehende Entzündungen hemmt. Pro Glas benötigt man 1 Teelöffel Salbei, pro l etwa 1 Esslöffel. Nachteilig ist der abstoßende Geschmack von Salbeitee. Bei

Entzündungen eignet sich natürlich auch Kamillentee. Man gibt 5 Kamilleblüten auf 1 Glas oder kann auch Teebeutel benutzen. Die Kamillespülung wirkt ebenfalls entzündungshemmend. Die Erhöhung der Widerstandsfähigkeit der Mundschleimhaut, wie sie Salbeitee herbeiführt, ist hier aber nicht gegeben.

Schlecht zu lösende Beläge oder *trockene Borken* auf der Zunge lösen sich leichter, wenn sie mit Butter oder Margarine bestrichen werden. Wenn der Pflegebedürftige mitmacht und er Zucker zu sich nehmen darf, eignet sich auch das Lutschen eines Stückchens Würfelzucker, um hartnäckige Borken auf der Zunge zu lösen.

Diese natürlichen Substanzen haben im Vergleich zu den vielen Mundpflegemitteln aus dem Handel nicht nur den Vorteil, kostengünstig zu sein. Ein wesentlicher Vorteil ist ihre milde Wirkung. Ihre Dosierung ist einfach und mit ihrem Einsatz kann es nicht zur Zerstörung der Geschmacksknospen oder zur Austrocknung der Mundschleimhaut kommen. So kann man langfristig mit alkoholhaltigen Substanzen, die sehr aggressiv wirken, mehr zerstören als pflegen!

2.5 Einreibungen

2.5.1 Anwendungsgebiete

Einreibungen können die Heilung von Erkrankungen innerer Organe günstig beeinflussen. Gleichwohl ist ihre tatsächliche Wirkung bislang noch nicht eindeutig nachgewiesen. Es ist sicher, dass von den eingeriebenen Stoffen im Allgemeinen kaum etwas oder nur ganz wenig die Hautschichten zu durchdringen vermag oder gar in die Tiefe bis zum erkrankten Organ gelangen kann. Vielmehr werden durch die Durchblutungsförderung der Haut infolge der Einreibung die heilsamen Reaktionen über Nervenbahnen im Körperinneren ausgelöst. Abgesehen von Einreibungen an schmerzenden Stellen, wie z. B. Gelenken oder Muskelpartien, hat sich die Einreibung der oberen Brust- und Rückenpartien *bei Erkältungskrankheiten und Husten* bewährt, bei der auch wirksame Dämpfe des Heilmittels (Balsam zur Einreibung) eingeatmet werden.

2.5.2 Technik der pflegerischen Einreibung

Man reibt mit sauberen, warmen Händen (nur ausnahmsweise mit Handschuhen, z. B. bei Rheumasalben) die Flüssigkeit oder die Salbe in die vorher lauwarm gewaschene und gut abgetrocknete Haut des Patienten ein. Dies geschieht mit *sanften, kreisenden Bewegungen unter mäßigem Druck*, ohne Zerren und Reißen. Es dürfen dabei keine Schmerzen entstehen!

Zuerst geht man mit tastenden Fingern vor, bis man spürt, dass sich das Gewebe lockert und nachgibt, dann kann man mit dem Daumenballen etwas kräftiger nacharbeiten.

Viele Einreibemittel sind heute mit Zusätzen versehen, die von sich aus eine intensive Erwärmung und Rötung der Haut verursachen. Sie werden dann nur einfach aufgetragen, wobei man die eigenen Hände nach Möglichkeit schont und darauf achtet, dass nichts von dem Mittel an Schleimhäute und besonders nicht an die Augen kommt. Ebenso ist es wichtig, bei der Einreibung des Brustkorbes die Brustwarzen des Patienten auszulassen, da mentholhaltige Salben stark brennen können.

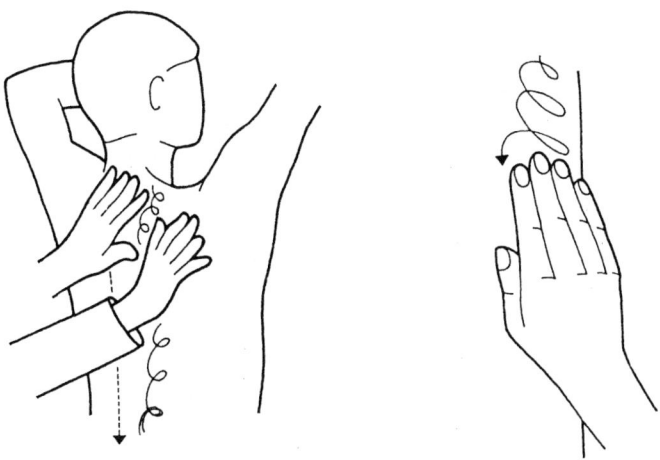

Abb. 2.4: Bewegungsrichtung der Hände bei Einreibungen

2.5.3 Einreibungen zur Unterstützung der Atmung

Mit einer bewussten Einreibung (auch als atemstimulierende Einreibung im Rahmen der Basalen Stimulation® bekannt) kann eine gleichmäßige ruhige und tiefe Atmung erreicht werden. Die Einreibung wird ohne Handschuh durchgeführt. *Das sehr bewußte Vorgehen* hat eine wohltuende, erfrischende, belebende und aufbauende Wirkung für Körper, Geist und Seele des Patienten. Der Patient sitzt mit abgestützten Armen auf der Bettkante bzw. liegt in Seitenlage im Bett. Man trägt eine Hautlotion oder ein Massageöl (welches eventuell vorher vorgewärmt werden sollte) gleichmäßig auf die eigenen Handinnenflächen auf. Dann reibt man den Rücken des Patienten immer vom Nacken in Richtung Steiß ein. Man beachtet, dass die Hände nicht gleichzeitig vom Körper weggenommen werden. Der *Händewechsel* muss also *versetzt* erfolgen. Die Hände führen kreisende Bewegungen auf dem Rücken des Patienten aus. Rechts und links neben der Wirbelsäule wird mit Daumen, Zeigefinger und Handfläche ein starker Druck ausgeübt. Die Dornfortsätze werden jedes Mal freigelassen. Die Hände werden nach außen gedreht und schließen sich zu einem Kreis, dem ohne abzusetzen weitere Kreise folgen. Entscheidend ist der Bewegungs- und Druckablauf der Hände. Sie werden stets als eine Einheit bewegt, d. h. Finger und Daumen liegen zusammen und werden nicht abgespreizt. Die kreisenden Bewegungen sind *atemsynchron* durchzuführen. Die Ausatmung wird durch den Druck links oder rechts der Wirbelsäule provoziert, während die Einatmung beim Schließen des Kreises mit den Händen ohne Druckausübung erfolgt. Die Einreibung findet etwa 5–8 mal statt und umfasst dabei den kompletten Rücken einschließlich der Brustkorbseiten. Zur Information des Patienten endet die Einreibung mit kräftigen Streichungen vom Nacken in Richtung Steiß.

 Merke

Ein veränderter Atemvorgang, Hautveränderungen sowie akute und chronische Schmerzzustände jeglicher Art müssen dem Arzt mitgeteilt werden.

3 Alternative Pflege-maßnahmen mittels Wickel und Auflagen

3.1 Pflegerischer Einsatz von Wärme- und Kälteanwendungen

Bereits Hippokrates (460–377 v. Chr.), der bedeutende Arzt des Altertums, betrachtete die Stärkung der Selbstheilungskräfte des Kranken als eine wichtige pflegerische Aufgabe. Paracelsus (1493–1541) beschrieb u. a. die „Technik des Ableitens", die heute als Wadenwickel bekannt ist. Vincenz Priesnitz (1799–1851) ist der eigentliche Begründer der noch heute bekannten Wickeltechnik. Er erkannte, dass ein feuchtkaltes Leinentuch, das mit einem trockenen Wolltuch abgedeckt wird, folgendes bewirkt:
1. eine Wärmeentziehung
2. eine Wärmestauung.

Als weitere Persönlichkeiten zur Geschichte von Wickel und Auflagen ist auch Pfarrer Sebastian Kneipp zu nennen, dessen Wassertherapie heute in vielfältigen Formen ihre Anwendung findet.

Die *Wärmeanwendung* bewirkt eine *direkte Gefäßerweiterung* (Vasodilatation). Die verbesserte Durchblutung fördert die Nährstoffversorgung im Anwendungsgebiet und den Abtransport von Stoffwechselschlacken. Dadurch werden Entzündungsverläufe beschleunigt. Deshalb verwendet man Wärme bei Entzündungen und lokalen Abszessen (Eiteransammlung in einer nicht vorgefertigten Körperhöhle), z. B. die Zwiebelauflage bei Ohrenschmerzen. Wärmeanwendung kann auch eine Schmerzlinderung herbeiführen. Dies erfolgt jedoch nicht wie bei der Kältetherapie über Nervenausläufer, sondern aufgrund der *muskelentspannenden Wirkung* von Wärme. Daher wird Wärme v. a. bei Magen-Darm-Krämpfen, Koliken und Verspannungen der Muskulatur (z. B. Dampfwickel bei Schulter- und Nackenschmerzen) verwandt.

⚡ Warnung

Bei einer Appendizitis kann die Linderung der kolikartigen Schmerzen fatale Folgen haben! Der Kranke hat kein Krankheitsgefühl mehr, da die Schmerzen weitgehend behoben wurden. Es besteht höchste Perforationsgefahr! Eine weitere nicht zu unterschätzende Gefahr der Wärmeanwendung liegt natürlich auch in der Verbrennung bzw. Verbrühung.

Darum sind Wärmflaschen in Krankenhäusern und Altenheimen von den Pflegedienstleitungen vielerorts verboten worden. Ihr fachgerechter Einsatz wurde vom Pflegepersonal zu oft missachtet. Häufig werden die Wärmflaschen fälschlicherweise mit kochendem Wasser gefüllt. Außerdem wird oft vergessen, sie sicherheitshalber mit einem trockenen Tuch zu umhüllen. Bei Brust- und Bauchwickel sind bis zu sechs (!) Wärmflaschen erforderlich.

Eine *Kälteanwendung* führt zunächst zur *Verengung der Blutgefäße* (Vasokonstriktion). Dies zeigt sich in der auftretenden Blässe des behandelten Hautareals. Im betreffenden Gebiet wird die Stoffwechseltätigkeit herabgesetzt. Die Entwicklung entzündlicher Prozesse wird dadurch lediglich verzögert, da anschließend die sogenannte *reaktive Durchblutungsverstärkung* einsetzt. Nach der anfänglichen Verringerung der Durchblutung kommt es nämlich zur reflektorischen Verstärkung der Durchblutung, zu einer reaktiven Hyperämie. Dies bewirkt eine Steigerung der Wärmeabgabe. So verdampft zum Beispiel das kühlende Wasser eines Wadenwickels auf der wärmeren Hautoberfläche. Dabei entsteht Verdunstungskälte, so dass die Körpertemperatur sinkt. Kalte Wickel wirken also wärmeentziehend *(siehe unter 3.2 – Fiebersenkender Wadenwickel).*

⚡ Warnung

Zur Fiebersenkung darf der Wickel nur maximal zehn Minuten liegen bleiben! Bleibt der Wickel so lange liegen, dass er bereits warm geworden ist, kommt der Effekt der Wärmeanwendung zum Tragen. Dieser ist bei erhöhter Körpertemperatur natürlich nicht angebracht!

Zur Schlafförderung kann man sich aber durchaus dieses Effektes bedienen, und zwar mittels der Fußwickel bzw. durch den Einsatz nasser Socken. Die reaktive Hyperämie, die auf den Reiz der kalten Fußwickel (der nassen Socken) einsetzt, bewirkt nach etwa 15 Minuten eine Erwärmung der Wickel. Diese Wärme vermittelt dem Schlaflosen ein Wohlgefühl und hilft ihm endlich zur Ruhe zu kommen.

3.2 Gefahren

Wickel und Auflagen führen, wenn sie zu lange angewandt werden, zum *Wärmestau*. Vor allem beim fiebersenkenden Wadenwickel sollte – bevor sie warm werden – spätestens nach zehn Minuten ein Wechsel der Wickel erfolgen, oder die Anwendung beendet werden. Bleiben die Wickel länger liegen, tritt die Wirkung der Wärmeanwendung ein. Die Beine dürfen nicht mit einer wasserundurchlässigen Folie umwickelt sein, weil es sonst zum Wärmestau kommt, da eine Verdunstung nicht mehr möglich ist. Die zusätzliche Wärme wird einem fiebernden Patienten natürlich sehr unangenehm sein.

⚡ Warnung
Bei *Sensibilitätsstörungen*, wie man sie vorwiegend bei Diabetikern und bei betagten Menschen mit arteriellen Durchblutungsstörungen vorfindet, sind Wickel und Auflagen kontraindiziert!

Die Manipulation mit sehr heißen oder mit sehr kaltem Wasser kann bei Gefäßbeeinträchtigungen rasch zu einer Verschlimmerung (Thrombosegefahr!) führen. Bei einer Entzündung von oberflächlichen Venen (Thrombophlebitis) kann ein kalter Wadenwickel jedoch die Ausbreitung der Infektion verhindern. Auch wenn alternative Pflegemaßnahmen wie z. B. Wickel und Auflagen eindeutig pflegetherapeutische Möglichkeiten sind, ist es immer ratsam, dass die Pflegekraft diese nicht ohne Wissen und Akzeptanz des zuständigen Arztes anwendet. Eine Zusammenarbeit im Team (Pflegepersonal, Ärzte, Krankengymnasten, u. a.) ist unbedingt erforderlich, um den Erfolg und nicht zuletzt auch die *Ganzheitlichkeit* der Pflegemaßnahme zu gewährleisten.

Mit Wickeln und Auflagen kann man viel bewirken. Mit der allgemein stärkenden Wirkung und dem günstigen Einfluss auf das Immunsystem sind sie oft heilsam, wo ansonsten nur starke Medikamente zum Einsatz kommen würden. Doch die Eigenbehandlung hat auch ihre Grenzen. Ernste Erkrankungen wie Geschwüre und Darmentzündungen kann man damit zwar lindern, aber nicht heilen. Darum gilt es grundsätzlich, einen Arzt aufzusuchen, wenn sich die Beschwerden nicht in wenigen Tagen gebessert haben.

3.3 Zusätze für Wickel und Auflagen

- Neben Wasser, welches durch seine Temperaturdifferenz zum Körper wirkt, werden weitere Zusatzstoffe verwendet. Dazu zählt zum Beispiel *Zitronensaft* mit seiner adstringierenden (zusammenziehenden) Wirkung. Entzündungen können mit einem Halswickel mit Zitrone gestoppt werden. Gegen Zitronensaft sprechen jedoch häufige Hautreaktionen (Juckreiz).
- *Quark* wird besonders wegen seiner kühlenden Eigenschaft geschätzt. Durch die Verengung der Blutgefäße bewirkt ein Halswickel mit Quark Schmerzlinderung und hemmt Halsentzündungen. Wärme wird nach außen abgeleitet.
- *Zwiebeln* sind sehr gut zur Wärmeanwendung geeignet, da beim Anwärmen der Zwiebeln Saft austritt und für eine milde Wärme sorgt. Dies beschleunigt Entzündungsprozesse und wird vom Kranken als wohlige Wärme empfunden. Bei akuten Ohrenschmerzen hat der Zwiebelwickel eine verblüffende Wirkung.
- Mit *Essig* wird z. B. eine Stirnauflage gegen Kopfschmerzen getränkt oder auch das feuchte Leinentuch beim fiebersenkenden Wadenwickel. Essig bewirkt eine Verstärkung der kühlenden Wirkung. Man nehme dazu etwa 10 Esslöffel auf 1 l Wasser. Die Auflage wird immer locker aufgelegt, um den gewünschten Verdunstungseffekt nicht zu behindern.
- *Heublumen* enthalten viele ätherischen Öle und wirken dadurch muskelentspannend und durchblutungsfördernd. Man kann die Heublumen erwärmt in einem Sack verwenden oder auch als Tee dem Wickelwasser zufügen. Bei Gräser- oder Blütenpollenallergien sollten sie nicht angewandt werden.

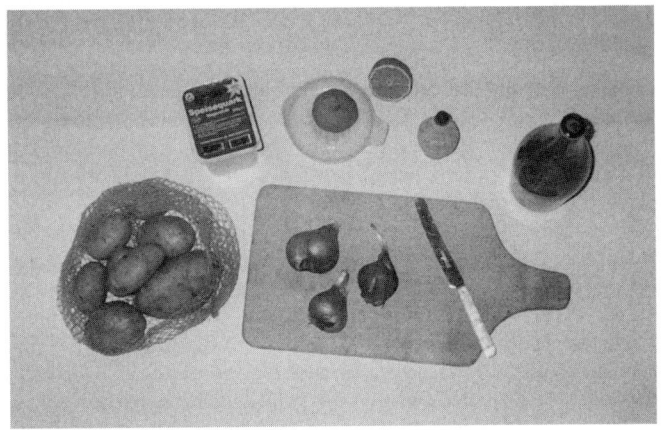

Abb. 3.1: Zusätze für Wickel und Auflagen

Grundsätzlich ist zu berücksichtigen, dass viele Menschen allergisch auf Zusätze reagieren! Der bereits erwähnte Juckreiz bei der Anwendung von Zitronensaft kann die sicherlich gut gemeinte alternative Pflegemaßnahme für den Patienten zur unerträglichen Prozedur werden lassen.

Wickel und Auflagen mit Zusätzen (Senf- und Lehmwickel) sind zum Teil sehr zeit- und kostenaufwendig und verlangen fachmännische Kenntnisse. Dies kann die Pflegekraft und auch den Patienten anfangs verständlicherweise schnell demotivieren. Brust- und Bauchwickel sind relativ aufwendig und bergen bei ungeübter Anwendung eine Verbrennungsgefahr, da hier je nach Art der Wickel bis zu sechs Wärmflaschen benötigt werden.

Empfehlungen

Anfangs sollte man sich zunächst auf einfache Wickel beschränken, die leicht auszuführen sind, damit Fehler ausbleiben. Es bleibt jeder Pflegeperson anheim gestellt, nach ersten positiven Erfahrungen entsprechende Fortbildungskurse zu belegen, um das pflegerische Wissen über Wickel und Auflagen weiter zu vertiefen.

3.4 Allgemeine Vorbereitung des Patienten

Zur Vorbereitung des Patienten sei an dieser Stelle auf ein *ruhiges Ambiente* hingewiesen. So ist neben der Materialbeschaffung insbesondere für eine ruhige und ungestörte Atmosphäre zu sorgen. Falls erforderlich empfiehlt es sich, ein Schild mit dem Hinweis „Bitte nicht stören" an die Zimmertür anzubringen. Der Patient sollte im Bett liegen und sich ganz auf die pflegerische Behandlung einlassen. Damit soll seine *Eigenverantwortung* gefördert werden. Von dieser hängt schließlich der Erfolg aller alternativen Pflegemaßnahmen ab. Nur wenn der Betroffene selbst überzeugt die einzelnen Maßnahmen durchführt, bzw. an sich durchführen lässt, kann durch die Aktivierung von Selbstheilungskräften seine Gesundheit gefördert bzw. wiederhergestellt werden. Die Selbstheilungskräfte, die bereits Hippokrates einsetzte, verlangen vom Patienten das Bewusstsein, dass jeder Mensch selbst die Verantwortung für seine Gesundheit übernehmen muss. In den letzten Jahrzehnten trat leider die medikamentöse Therapie verstärkt in den Vordergrund. Die für jedes Wehwehchen zu habenden Mittel sind zunächst auch wesentlich wirksamer und wirken auch bei gestressten Leuten. Langfristig haben sie bekanntlich viele unerwünschte Nebenwirkungen. Außerdem ist die Information des Patienten über die Durchführung und Wirkung der Pflegemaßnahme wichtig, damit er weiß, dass er bei eventuell auftretenden Kreislaufproblemen, Schmerzen, Unwohlsein, Juckreiz und ähnlichen Symptomen sofort die Pflegekraft informieren soll.
Der Vollständigkeit halber sei hier kurz der Unterschied von Wickeln und Auflagen aufgeführt, weil im täglichen Sprachgebrauch immer wieder Probleme auftreten.

Definition
Wickel sind zirkuläre Einhüllungen eines Körperteils mit zwei Tüchern, dabei enthält das innerste Tuch die Wirksubstanz und ist feucht. *Auflagen* sind feuchte Kompressen, die auf einem Teil des Körpers gelegt werden und mit einem oder zwei Tüchern abgedeckt sind. Der Unterschied zwischen Wickel und Auflagen besteht also darin, dass man Auflagen nicht wickelt.

In der Fachsprache selbst werden die Begriffe häufig falsch gebraucht. Man findet z. B. in der Literatur oft die Bezeichnung Wickel, wo eigentlich eine Auflage gemeint ist (z. B. gehört die Zwiebelwickel bei Ohrenschmerzen richtigerweise zur Kategorie der Auflagen).

3.5 Einzelne Wickel und Auflagen

3.5.1 Fiebersenkender Wadenwickel

Wärmeentziehende Wickel, wie der fiebersenkende Wadenwickel, eignen sich besonders bei akuten Entzündungen. Dafür gibt es klassische Zeichen, die auch von Laien leicht erkannt werden können. Der erkrankte Körperteil ist gerötet, heiß, geschwollen und schmerzhaft. Mit dem Wickel soll möglichst viel Wärme vom Krankheitsherd abgezogen werden.

Merke
Die kühlende Wirkung entsteht durch das Verdunsten einer kühlen Flüssigkeit. Aus diesem Grunde wird der Wickel nicht zu kräftig aufgedrückt, sondern nur locker aufgelegt. Eine wasser- oder luftdichte Hülle darf auf keinen Fall angewandt werden, da die gewünschte Verdunstung sonst nicht möglich ist.

Material:
- Zwei Leinen- oder Baumwolltücher, so breit, dass sie vom Knie bis zum Knöchel reichen (etwa 35–80 cm).
- Ein wasserundurchlässiger Bettschutz (dieser dient nur zum Unterlegen, nicht zum Wickeln).
- Eine Schüssel mit Wasser, einige Grade unter der Körpertemperatur, nicht kälter als 30 ° C, da sich sonst die Blutgefäße zu sehr verengen und eine Wärmeableitung eher vermindert würde.
- Ein Frottiertuch.

Vorbereitungen:

- Den Patienten informieren, dass er während der Durchführung der fiebersenkenden Wadenwickel im Bett liegen bleiben soll.
- Klären, ob der Patient Sensibilitäts- oder Durchblutungsstörungen hat.
- Die Körpertemperatur kontrollieren. Erst bei hohem Fieber (> 39 °C) beginnt man mit dem fiebersenkenden Wadenwickel. Der Patient sollte nicht frösteln, weil er sonst die zusätzliche Kälte natürlich als sehr unangenehm empfindet.
- Die Bettdecke bis zu den Knien hochschlagen. Kontrollieren, ob die Hände und Füße des Patienten warm sind, eventuell erst ein warmes Fußbad anbieten, da sonst die Wärmeableitung schlecht möglich ist.
- Dem Patienten warme Socken anziehen und die Beine bis zu den Knien abdecken, der ganze Körper soll gut durchwärmt sein.

Durchführung der fiebersenkenden Wadenwickel:

- Den Bettschutz und das Frottier- oder Wolltuch unter die Waden legen, damit man sich später ein kompliziertes Hantieren erspart, wenn das nasse Tuch bereits auf dem Körper liegt.
- Das Leinentuch ins korrekt temperierte Wasser eintauchen und gut auswringen (es darf nicht tropfen) und dann nicht zu stramm, sondern locker um die Unterschenkel wickeln.
- Der Wickel soll nicht nur die Waden bedecken, sondern von den Fußknöcheln bis in die Kniekehlen reichen.
- Ein Frottiertuch/Wolltuch zum Überwickeln betrachtet man heute als nicht mehr zwingend erforderlich, da die Wirkung des Wickels auf der Verdunstungskälte beruht. Man kann die Unterschenkel aber locker damit bedecken.
- Es werden immer beide Beine gewickelt, da die Wirkung auf den ganzen Organismus zielt.
- Der Wickel darf wegen der Gefahr eines Wärmestaus nicht noch zusätzlich mit dem Bettschutztuch umwickelt werden. Außerdem sollten die Beine nicht zugedeckt werden, weil dadurch das Entstehen der Verdunstungskälte ebenfalls verhin-

dert würde. Die Wärme würde sich stauen, so dass der Wickel keine Wärme entziehen, sondern zuführen würde.

- Man kann eine Reifenbahre über die Beine stellen und das Deckbett darüber legen (sogenannter „Bettbahnhof").
- Es sind regelmäßige Pulskontrollen erforderlich, um Kreislaufveränderungen rechtzeitig erkennen zu können. Wenn sich der Patient unwohl fühlt, wenn er fröstelt, Schmerzen verspürt oder zyanotische (bläuliche) Verfärbungen an den Unterschenkeln aufweist, ist der Wickel zu entfernen.
- Wenn die Temperatur der Wadenwickel die des Körpers erreicht hat, das heißt nach etwa 10–15 Minuten, werden die Wadenwickel erneuert. Dies geschieht 3–4 mal hintereinander. Danach folgt eine längere Pause, denn der Wärmeentzug ist sehr kreislaufbelastend! Die Körpertemperatur soll erst um maximal 1 °C gesenkt werden.

Nachbereitung:

- Die Wickel werden abgenommen und fachgerecht entsorgt.
- Der Unterschenkel wird gut abfrottiert und der Klient wieder angekleidet.
- Der Klient soll Bettruhe einhalten.
- Die Pflegekraft beobachtet weiterhin regelmäßig den Puls, den Blutdruck, die Körpertemperatur und die Hautdurchblutung.
- Letztlich erfolgt die Dokumentation über die Durchführung und über die Wirkung der Pflegemaßnahme.

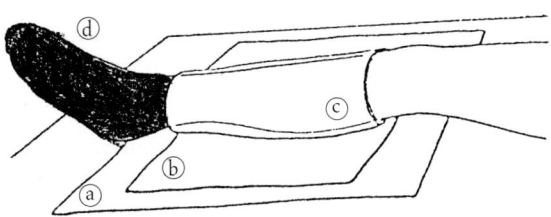

Abb. 3.2: Vorbereitung des fiebersenkenden Wadenwickels. ⓐBettschutz; ⓑFrottier- oder Wolltuch; ⓒdurchnässtes Leinentuch; ⓓSocke

3.5.2 Zwiebelauflage bei Ohrenschmerzen

Durch eine fachgerechte Zwiebelauflage wird eine milde Wärmeabgabe gewährleistet, die der Patient sehr genießt. Die Wärmeanwendung bewirkt eine direkte Gefäßerweiterung. Das fördert die
Durchblutung und damit auch den Stoffwechsel im Anwendungsgebiet. Der Entzündungsverlauf wird somit also beschleunigt.

Material:

- Eine mittelgroße Zwiebel.
- Ein dünnes Tuch oder eine Mullkompresse. Ein Schal, ein
  Schlauchverband, ein Tuch oder eine Mütze zum Befestigen
  der Zwiebelauflage.
- Ein Messer und ein Schneidebrettchen.
- Ein Topf mit kochendem Wasser.

Durchführung:

- Information des Patienten.
- Die Zwiebel wird geschält und geviertelt.
- Dann werden die einzelnen Schichten voneinander gelöst.
- Die Schichten werden mit der Wölbung nach oben auf das
  Tuch gelegt.
- Das Tuch wird zu einem Päckchen gefaltet. Dazu schlägt man
  die Seiten des Tuchs um oder packt das Tuch in einen
  Schlauchverband ein.
- Das Zwiebelpäckchen wird nun kurze Zeit in einem Topf mit
  kochendem Wasser erwärmt. Durch das Anwärmen kann der
  Saft besser aus der Zwiebel austreten. Dann legt man das Päck-
  chen über das Ohr und über den Warzenfortsatz (hinter der
  Ohrmuschel) auf.
- Die warme Zwiebelauflage wird mit der nur von einer Stoff-
  schicht bedeckten Seite auf das Ohr gelegt. Sie muss dabei das
  Ohr hinten etwa zwei Finger breit überragen.
- Die Pflegekraft muss zuvor natürlich die Auflage selbst erst
  überprüfen, damit diese nicht zu heiß ist und keine Verbrühung hervorruft.

- Sobald die Wärme der Zwiebelauflage gut vertragen wird, kann die Auflage mit einem Schal oder einer Mütze befestigt werden.
- Wenn beide Ohren schmerzen, kann die Zwiebelauflage auch beidseits angewendet werden.
- Man lässt die Auflage mindestens 30 Minuten auf dem Ohr liegen. Sie kann durchaus auch mehrere Stunden liegen bleiben.

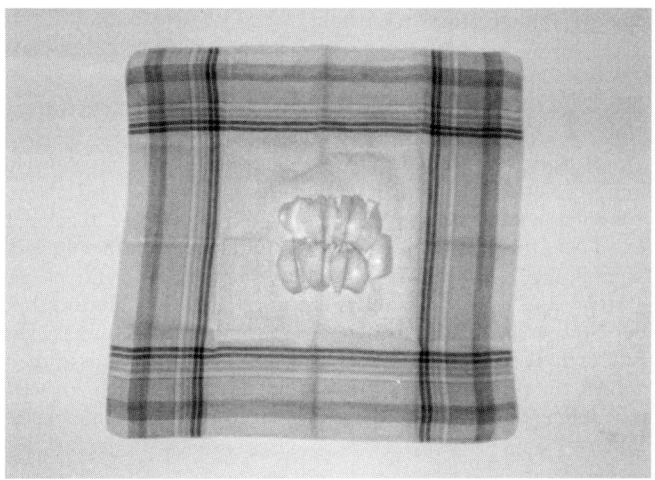

Abb. 3.3: Vorbereitung des Zwiebelwickels. Die geviertelte Zwiebel wird mit der Wölbung nach unten auf das Tuch gelegt, so dass der erwärmte Zwiebelsaft langsam entweichen kann.

Nachbereitung:

- Nach Abnahme der Zwiebelauflage müssen die Ohren warm gehalten werden. Dazu kann der Patient die Mütze weiter tragen.
- Zu beachten ist, dass bei Ohrenschmerzen immer auch Kochsalz-Nasentropfen (aus der Apotheke) verabreicht werden, um einem Anschwellen der Nasenschleimhaut und damit Entzündungen der Nasennebenhöhlen vorzubeugen.

- Zum Schluß werden die Durchführung und die Wirkung der Auflage dokumentiert.

 Merke

Ein Arzt sollte aufgesucht werden, wenn innerhalb von 24–36 Stunden keine Besserung der Ohrenschmerzen auftritt, Fieber und Unruhezustände hinzu kommen, Sekret aus dem Gehörgang abfließt oder eine Schmerzempfindlichkeit bei Druck auf den Knochen hinter dem Ohr entsteht.

3.5.3 Quarkauflage bei Halsschmerzen

Quark wirkt kühlend. Durch die Gefäßverengung im Anwendungsgebiet wird eine Schmerzlinderung erreicht. Die Halsentzündung wird gehemmt. Wärme wird nach außen abgeleitet. Wird der Quark dagegen erst erwärmt und dann warm aufgelegt, kommt die Wärmeanwendung zum Tragen, das heißt es geschieht eine direkte Gefäßerweiterung. Die Durchblutung und der Stoffwechsel im betroffenen Bereich werden gefördert. Der Entzündungsverlauf wird beschleunigt. Bei akuten Halsschmerzen ist zur Förderung des Wohlbefindens des Patienten zunächst eine kühlend wirkende Auflage angezeigt, um die Schmerzen zu lindern.

Material:

- 150 Gramm gekühlter Speisequark (die Fettstufe ist unerheblich).
- Ein Messer.
- Ein Stofftaschentuch.
- Ein Zwischentuch, das größer ist als das Taschentuch und etwa 2 mal um den Hals gewickelt werden kann.
- Ein Woll- oder Seidenschal.

Durchführung:

- Das Taschentuch wird ausgebreitet.
- Der Quark wird etwa einen halben Zentimeter dick im mittleren Drittel des Tuches halsbreit auf das Tuch gestrichen.
- Das Tuch wird zu einem Päckchen gefaltet.
- Das kühle Quarkpäckchen wird so von vorne am Hals angelegt, dass es von einem Ohr bis zum anderen reicht. Die Halswirbel müssen frei bleiben, denn in diesem Bereich verlaufen Nerven und Muskeln, die auf Kühle und Feuchtigkeit empfindlich reagieren können. Es müssen daher mindestens zwei Finger breit frei gelassen werden.
- Dann wird die Auflage mit dem Zwischentuch fixiert und der Woll- oder der Seidenschal umgelegt. Das Zwischentuch kann dabei ruhig überlappen, damit der Wollschal nicht so kratzt.
- Die Auflage bleibt mindestens 30 Minuten liegen. Wenn der Patient es möchte, kann sie auch mehrere Stunden liegen bleiben.

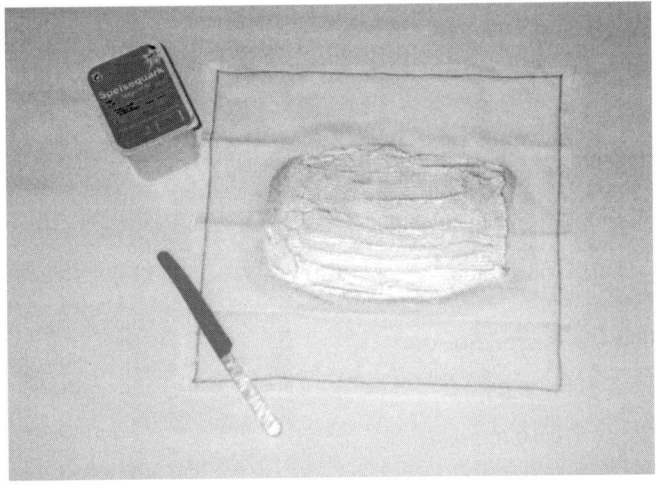

Abb. 3.4: Vorbereitung der Quarkauflage bei Halsschmerzen. Der Quark wird etwa $^1/_2$ cm dick im mittleren Drittel des Tuches halsbreit aufgestrichen.

Nachbereitung:

- Nach dem Abnehmen der Auflage ist der Hals zu reinigen und mit einem Wollschal warm zu halten.
- Letztlich wird noch die Durchführung und die Wirkung der Auflage dokumentiert.

3.5.4 Fußwickel/Nasse Socken bei Schlafstörungen

Die *Wirkung* der Nassen Socken bzw. der Fußwickel beruht darauf, dass es durch die kalte Feuchtigkeit zunächst zu einer Gefäßverengung kommt, die die sogenannte reaktive Hyperämie auslöst. Dieser Blutüberschuss in den Füßen erzeugt ein *wohliges Wärmegefühl* und bringt dem Patienten Entspannung. Menschen, die nicht einschlafen können, weil sie dauernd über etwas grübeln müssen (z. B. Angst in der fremden Umgebung) kann mit Fußwickeln eine gelungene Ablenkung geboten werden. Im Vordergrund steht auch hier das Gefühl des Patienten. Er merkt, dass sich jemand um ihn sorgt – ein Zustand, der das Wohlbefinden eines Menschen ganz entscheidend mitbestimmt!

Material:

- Zwei viereckige Tücher ca. 80 x 80 cm breit (Kopfkissenformat).
- Zwei Zwischentücher.
- Zwei Wolltücher.
- Eine Schüssel mit kaltem Wasser (ca. 30–35 °C).

Für die nassen Socken:

- Anstelle der Tücher zwei Paar Leinen- oder Baumwollsocken und
- ein Paar Wollsocken.

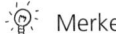 Merke

Da die Wickel auf den ganzen Organismus zielen sollen (Entspannung, Einschlafförderung), macht man sie stets beidseitig.

Durchführung der Fußwickel:

- Das Innentuch wird kurz ins kalte Wasser gelegt und ausgewrungen bis es nicht mehr tropft. Kalte Füße zunächst erwärmen und lauwarmes, nicht zu kaltes Wasser verwenden.
- Nun stellt man den Fuß des Patienten auf die Mitte des Tuches, schlägt die Tuchspitze über den Fußrücken und steckt sie unter die Fußsohle. Der linke Zipfel wird ebenso eingeschlagen und unter die Fußsohle gesteckt.
- Jetzt bringt man das Zwischentuch und das Wolltuch in gleicher Weise an.

Anwendung der Nassen Socken:

- Die Baumwollsocken werden zunächst kurz ins Wasser gelegt und gut ausgewrungen. Dann zieht man dem Patienten die feuchten Socken an.
- Das zweite Paar Baumwollsocken wird trocken darüber angezogen.
- Abschließend werden noch die Wollsocken ebenfalls trocken angezogen.

Nachbereitung:

- Die Fußwickel und die Nassen Socken sollten eine Stunde lang wirken. Schläft der Patient aber bereits während der Anwendung ein, kann er die Wickel oder die Socken anbehalten.

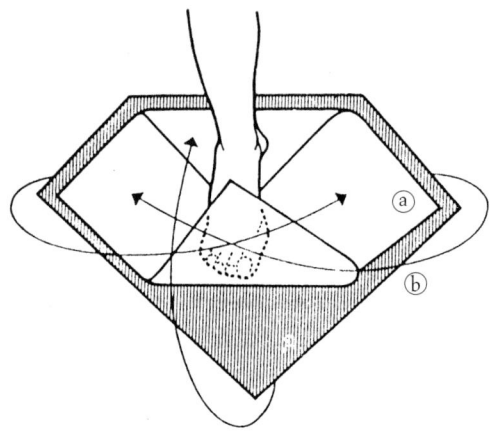

Abb. 3.5: Fußwickel – Vorbereitung und Einschlagrichtung von ⓐ Innentuch und ⓑ Zwischen-/Wolltuch

3.5.5 Brustwickel

Der *kalte Brustwickel* kann nach ärztlicher Anordnung bei Bronchitis, Lungen- und Rippenentzündungen angewandt werden. Er ist nicht geeignet, wenn der Patient friert oder fröstelt. Das Ziel ist die Wärmeentwicklung und die vermehrte Durchblutung im Brustraum nach der kurzzeitigen Abkühlung am Anfang. Durch die Anwendung wird die Entzündung gehemmt, das Fieber gesenkt und der Schmerz gelindert. *Warme Brustwickel* sind bei Asthma und Keuchhusten angezeigt. Sie wirken bronchienentkrampfend und schleimlösend.

 Warnung
Brustwickel dürfen bei Fieber nicht angewendet werden!

Brustwickel werden bevorzugt gegen Bronchitis, aber auch bei anderen Erkrankungen der Atemwege eingesetzt. Sie dienen als sekretlösende Wickel im Sinne einer Pneumonieprophylaxe.

Außer Zitrone eignen sich auch Quark, Lehm, Senf und Kartoffeln. Der *Zitronenbrustwickel* bereitet am wenigsten Aufwand. Man läßt eine halbe ungespritzte Zitrone eine kurze Zeit lang in heißem Wasser (ca. 40 °C) ziehen, legt ein Leinentuch hinein, wringt es aus und legt es um den Brustkorb des Patienten. Darüber wickelt man ein trockenes Frotteetuch und deckt den Patienten gut zu. Sofern der Patient nicht über Schwindel klagt oder das Schwitzen nicht mehr aushalten kann, bleibt der Wickel etwa 30 Minuten liegen. Wegen der starken Wärmebildung kann es zum Kreislaufzusammenbruch kommen. Die Pflegekraft muss den Patienten gut beobachten und regelmäßige Vitalzeichenkontrollen durchführen. Nachher sollte der Patient ausreichend Zeit zum Ausruhen bekommen. Der Brustkorb ist mit warmem Wasser abzuwaschen, da der Zitronensaft sonst einen Juckreiz auslöst.

Material:

- Ein Tuch (ca. 40 cm x 120 cm).
- Ein wasserundurchlässiges Tuch, wie z. B. ein Gummileinen, das größer sein muss als das erste Tuch.
- Ein Flanelltuch, welches wiederum größer sein muss als das Gummileinen.
- Kaltes bzw. warmes Wasser.

Durchführung:

- Die Arme bleiben außerhalb des Wickels.
- Das kleinere Tuch wird ins Wasser gelegt, ausgewrungen und auf das wasserundurchlässige Tuch gelegt.
- Mit Hilfe des wasserundurchlässigen Tuches kann die Feuchtigkeit gehalten werden. Darüber kommt letztlich das Flanelltuch.
- Auch bei dieser Wickel steht die Ermöglichung der Ruhe im Vordergrund.
- Die Anwendungsdauer bis zur Erreichung des Effekts beträgt ungefähr 60 Minuten.
- Zur Verstärkung der Wirkung kann man auch hier mit Zusätzen arbeiten (z. B. mit Zitronensaft; *siehe unter 3.3*).

Nachbereitung:

- Nach der Pflegemaßnahme unbedingt Bettruhe und Wärme gewährleisten.
- Nach Anwendung von Zusätzen wie Zitronensaft ist eine Reinigung der Haut erforderlich, um aufkommenden Juckreiz zu vermeiden.

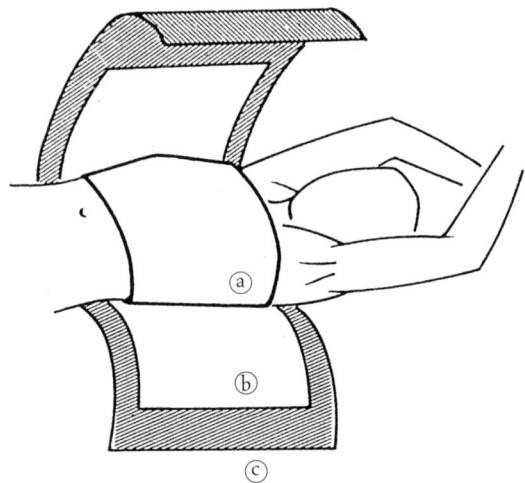

Abb. 3.6: Größenverhältnisse und Anlegen der Tücher beim Brustwickel. ⓐ Innentuch; ⓑ wasserundurchlässiges Zwischentuch; ⓒ Flanelltuch

3.5.6 Kamillebauchauflage

Auszüge aus der Kamillenblüte werden wegen ihrer entzündungshemmenden Wirkung als Hausmittel geschätzt. Dies ist dem Inhaltsstoff des Kamillenöls, dem Bisabol, zu verdanken. Weitere Eigenschaften der Kamille sind die krampflösende, entspannende und blähungstreibende Wirkung. Dazu wird sie als

Tee zubereitet und getrunken. *Indikationen* für eine Kamille-
bauchauflage sind eine träge Verdauung, Völlegefühl, Menstruationsbeschwerden, Schlafstörungen und Unruhezustände.

⚡ Warnung

Nicht angewandt werden sollten sie dagegen bei starken Men-
struationsblutungen, bei Verdacht auf eine Magen- oder Darm-
blutung und bei unklaren Bauchbeschwerden. In diesen Fällen
würde die Wärmeanwendung die Blutung verschlimmern und die
Diagnostik erschweren.

Material:

- Ein Esslöffel Kamillenblüten (getrocknet).
- 500 ml Wasser.
- Ein Waschlappen.
- Ein kleines Baumwoll- oder Leinentuch.
- Ein Frottierhandtuch.

Durchführung der Kamillebauchauflage:

- Zunächst bringt man das Wasser zum Kochen, gießt es über
  die Kamillenblüten und lässt es zugedeckt 1–3 Minuten ziehen.
- Dann tränkt man den Waschlappen mit der Flüssigkeit, umhüllt den Waschlappen mit einem Baumwoll-/Leinentuch und
  wringt ihn leicht aus.
- Sofern die Auflage nicht mehr zu heiß ist, wird sie auf den
  Bauch aufgelegt. Wenn der Patient es möchte, können auch
  gleichzeitig 2 Auflagen verwendet werden.
- Über die Auflage legt man als Bettschutz ein Frottiertuch, welches außerdem ein zu schnelles Erkalten der Auflage verhindern soll.
- Die Auflage kann dann etwa 30 Minuten liegen bleiben.

3.5.7 Heublumenauflage bei Schmerzen und Unruhe

Eine Heublumenauflage hat eine schmerzlindernde und beruhigende Wirkung. Heublumen sind als Gemisch aus Blüten, Blättern und Samen verschiedener getrockneter Wiesenblumen in der Apotheke erhältlich. Außerdem kann man auch fertige Heublumensäckchen kaufen. Die Heublumenauflage ist hilfreich bei Gastritis, Darmkoliken, Blähbauch, Verstopfung, chronischer Bronchitis, Menstruationsbeschwerden, Muskelverspannungen aller Art und bei degenerativen Erkrankungen der Wirbelsäule und der Gelenke, sofern diese nicht entzündlich sind.

 Warnung

Bei herzinsuffizienten Patienten und bei Entzündungen der Haut im Behandlungsgebiet sowie bei Anfälligkeit für Heuschnupfen oder bei einer nachgewiesener Allergie gegen Heublumen sollte man von der Anwendung absehen. Ebenso ist die Anwendung bei auftretender Übelkeit, Benommenheit, Kreislaufschwäche sowie bei allergischen Reaktionen sofort abzubrechen.

Material:

- Heublumensäckchen mindestens 10 x 20 cm oder größer (fertig gekauft oder selbstgenäht aus Leinen- oder Baumwolltuch, welches etwa zu zwei Dritteln mit Heublumen wie Ruchgras und Frühjahrslabkraut gefüllt ist).
- Ein Topf mit Wasser und mit einem passenden Sieb (oder mit zwei Kochlöffeln).
- Ein Baumwolltuch und ein Wolltuch.

Durchführung:

- Zunächst bringt man das Wasser zum Kochen und erwärmt dann das Heublumensäckchen entweder im Sieb oder mit Hilfe der beiden Kochlöffel über dem Wasserdampf. Das Säckchen soll das Wasser nicht berühren.

- Die durchschnittliche Erwärmdauer beträgt 30 Minuten. Bei zugedecktem Topf beschleunigt sich die Erwärmung erheblich.
- Die entstandene Heublumenauflage sollte eine Temperatur von ca. 45° C haben. Vor der Anwendung ist immer erst die Verträglichkeit an den entsprechenden Körperstellen zu prüfen. Ggf. lässt man die Auflage etwas abkühlen.
- Dann legt man die Heublumenauflage für etwa 20 Minuten auf die zu behandelnde Körperstelle und fixiert sie mit zwei fest umgeschlungenen Tüchern. Dabei verwendet man zuerst das Baumwolltuch und darüber schließlich noch das Wolltuch.
- Nach der Anwendung ist eine Ruhezeit von mindestens 30 Minuten erforderlich.

3.5.8 Kartoffelkataplasma

 Definition
Kataplasmen sind kleinere, heiß angewandte, lokale Breiumschläge. Man kann dazu Kompressen mit Heilerde, Moor oder Fango verwenden, die mehrfach einsetzbar sind. Kataplasmen eignen sich besonders dann, wenn eine längere intensivere Wärmewirkung erreicht werden soll.

Fertigkompressen können sehr einfach erhitzt werden, indem man sie auf den Deckel eines Topfes mit kochendem Wasser legt. Es sind auch Fertigpasten erhältlich. Zur Anwendung wird die Tube im Wasserbad erhitzt, auf ein Baumwolltuch aufgetragen und mit einem Frottiertuch umhüllt. Neben den fertigen Pastenauflagen kann ein preiswertes und gut wirkendes Kataplasma auch mit gekochten Kartoffeln hergestellt werden. Der umhüllte erwärmte Kartoffelbrei hat die Eigenschaft, seine Wärme sehr lange zu speichern. Er wird meist für eine bis zwei Stunden angelegt, kann aber durchaus auch die ganze Nacht über liegen bleiben.
Die *Anwendungsgebiete* des Kartoffelbreiumschlags sind z. B. Frieren des Patienten, kalte Füße, Rücken-, Nacken- und Schulterschmerzen, Muskelverspannungen, Arthrosen und chronische Gelenkschmerzen, Krampfschmerzen wie Darmkoliken und

Menstruationsschmerzen. Insbesondere löst Hitze hier die Verspannungen und hilft gegen den Schmerz. Eine Wärmepackung, die auf die verspannte und verkrampfte Muskulatur gelegt wird, fördert die Durchblutung. Dadurch werden die körpereigenen Abwehrkräfte mobilisiert und Stoffwechselschlacken abtransportiert. Die Breipackungen haben den Vorteil, dass man sie sehr gut am Körper anmodellieren kann. Ferner wirkt das wärmende Kataplasma bakteriellen Infektionen sowie der Reifung von Furunkeln (Haarfollikelentzündungen) und Abszessen (Eiteransammlung in einer neu gebildeten Gewebehöhle) entgegen.

 Warnung

Wenn die Schmerzen aufgrund der Entzündung oder der Verspannung nach einigen Tagen nicht verschwunden sind oder noch häufiger und allmählich immer intensiver auftreten, sollte man dies auf jeden Fall vom Spezialisten untersuchen lassen.

Material:

- 3–4 Kartoffeln.
- Ein Topf.
- Wasser.
- Ein dünnes Leinentuch.
- Ein Frottiertuch.
- Eine elastische Binde.

Durchführung eines Kartoffelkataplasmas:

- Zunächst kocht man drei bis vier Kartoffeln.
- Man breitet das Leinentuch aus und legt es auf das Frottiertuch.
- Die weichen noch warmen Kartoffeln zerdrückt man zwischen zwei Lagen des dünnen Tuches, so dass die zerdrückte Masse etwa einen halben Zentimeter dick auf der Hälfte des dünnen Tuches aufliegt.
- Dann legt man die andere Hälfte des Leinentuches darüber und faltet das Ganze zusammen mit dem wärmeerhaltenden Frottiertuch zu einem Päckchen. Dessen Größe orientiert sich an der betreffenden Körperregion.

- Vor dem Auflegen prüft man die Temperatur der Auflage mittels Anlegen an der Innenseite des eigenen Unterarms, damit es bei der Anwendung nicht zu Verbrennungen kommt.
- Das aufgelegte Kataplasma kann locker mit einer elastischen Binde fixiert werden, damit es beim Bewegen nicht verrutscht.

3.5.9 Schwitzpackung zur Kreislauf- und Stoffwechselanregung

Eine Schwitzpackung stellt eine kräftige Kreislauf- und Stoffwechselanregung dar und führt zu einer intensiven Durchwärmung des Körpers. Wenn zuvor ein warmes Bad durchgeführt wurde, regt dies nachhaltig die Wärmeproduktion des Körpers an.

Material:

- Eine Wolldecke.
- Ein trockenes Leinentuch (Bettlaken).
- Ein ca. 150 cm langes und 100 cm breites Tuch (Stecklaken).
- Kaltes Wasser (ca. 30 °C).
- Eine Serviette.
- Ein Handtuch.

Durchführung:

- Zur Ganzpackung breitet man die Wolldecke aus und legt ein trockenes Leinentuch darüber.
- Das zweite Tuch (Stecklaken) wird ins kalte Wasser getaucht, ausgewrungen und auf das trockene Leinentuch gelegt. Es muss vom Hals abwärts den ganzen Körper einschließlich der beiden Füße umhüllen.
- Die Arme des Patienten werden seitlich an den Rumpf gelegt und mit eingeschlagen. Das Laken muss ganz straff die Körperformen umhüllen. Es muss also nach unten hin, wenn sich der Umfang über Schenkel, Waden und Knöchel verringert, immer weiter übereinander geschlagen werden. Es dürfen keinerlei Falten, Buchten und Hohlräume entstehen.

- Dann wird das trockene Laken ebenso straff darüber gewickelt und mit drei großen Sicherheitsnadeln am Hals, über dem Bauch und in der Wadengegend festgesteckt.
- Am Hals und an den Füßen muss das nasse Tuch völlig von dem trockenen Tuch überdeckt sein.
- Zum Schluss wird der Patient in die Wolldecke gehüllt und gut zugedeckt.
- Zwischen Wolldecke und Kinn schiebt man eine frische Serviette.
- Ein frisches Handtuch umhüllt den Kopf, so dass nur noch das Gesicht frei bleibt. Jetzt braucht der Eingepackte völlige Ruhe. Er soll weder sprechen noch Radio hören, noch sonstwie abgelenkt und beunruhigt werden. Bald wird er eine angenehme Wärme verspüren, und es wird kaum erforderlich sein, dass man mit Wärmflaschen oder Heizkissen nachhelfen muss.
- Sollte wider Erwarten die Durchwärmung nicht oder nicht ausreichend einsetzen, dann kann man dem Kranken zusätzlich heißen Lindenblütentee oder heißes Zitronenwasser verabrei-

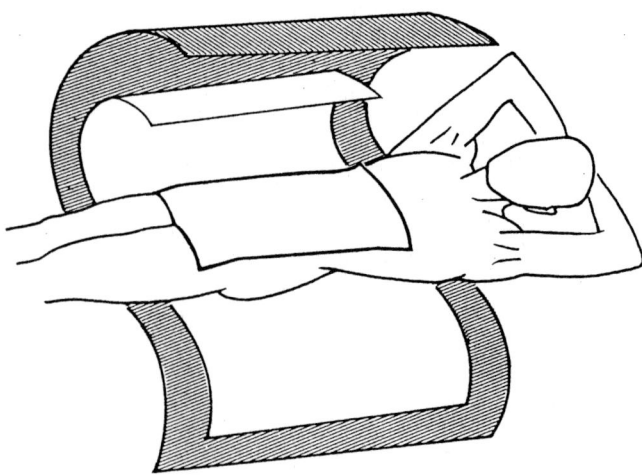

Abb. 3.7: Anlegen der Tücher für eine Schwitzpackung (Ganzkörperpackung)

chen (dazu den frischen Zitronensaft dem heißen, gesüßten Wasser zugeben). Fühlt sich der Patient angestrengt, so erfrischt man ihn mit einigen Schlucken Wasser. Je nach Anordnung des Arztes und dem Befinden des Kranken kann die Packung bis zur angenehmen Durchwärmung und zum ausgiebigen Schwitzen liegen bleiben.

Nachbereitung:

- Nach dem Auspacken wäscht man den Patienten rasch mit einem ausgewrungenen Waschlappen, trocknet die Haut sorgfältig ab, zieht ihm ein frisches Nachthemd an und lässt ihn gut zugedeckt ruhen.
- Die Laken werden zur Wäsche gegeben und die Wolldecke wird zur gründlichen Lüftung ausgehängt.

4 Alternative Pflegemaßnahmen mittels Massagen

4.1 Massageeffekt

Mit jeder pflegerischen Handlung ergibt sich die Gelegenheit zur Berührung des Kranken. Wohltuende Wirkung erzielt man mit der Berührung jedoch nur, wenn sie ganz bewusst geschieht. Der Pflegende muss sich dabei ganz auf den Patienten zentrieren. Dieses Bewusstsein, welches Pflegende bei ihrer Arbeit unbedingt haben müssen, ist angesichts einer unter Zeitdruck ausgeübten Pflege immer weniger vorhanden. Trotzdem hält die Pflegekraft nichts davon ab, den Patienten, den sie ohnehin berührt, wieder bewusster anzufassen. Der Kranke spürt durch die Art der Berührung, wie die Beziehung des Pflegenden zu ihm ist. Es sollte das Bewusstsein vorhanden sein, dass mittels Körperkontakt einerseits Verwirrung und Unbehagen gemindert, andererseits aber auch Vertrauen und Wohlbefinden geschaffen werden kann.

Eine fachkundig vorgenommene Massage gehört zu den größten Wohltaten, die man dem Körper angedeihen lassen kann. Ein Masseur ist ein Schwerarbeiter. Wer deshalb mit viel gutem Willen, aber ohne Schulung anfängt zu „massieren" und meint, er müsse nun auch alle Körperkräfte einsetzen, erfährt, dass sich der „Behandelte" nicht belebt und erfrischt fühlt, sondern zerschlagen und misshandelt. Massieren ist eine Arbeit, die man erlernen muss.

Ferner darf man nicht übersehen, dass bei der Massage die Pflegekraft ein Stück von sich selbst auf den Patienten überträgt. Eine *selbstverständliche Vertrautheit* zwischen beiden Beteiligten ist unbedingt erforderlich, um den Erfolg der Maßnahme zu gewährleisten. Der Pflegebedürftige muss sich völlig entspannen und alle bedrückenden Sorgen, Ängste und Hemmungen ablegen. Solange er sich nicht der Pflegekraft locker anvertrauen kann, nützt die beste Massage nichts. Bei Verkrampfung kommt es zu keiner optimalen Massagewirkung.

Vor der Massage sollte der Raum gut vorbereitet sein, das heißt frisch gelüftet und angenehm temperiert. Es darf kein Frösteln oder gar Frieren aufkommen. Wichtig ist auch, dass die Pflegekraft keine kalten Hände hat und das eventuell verwendete Öl ebenfalls körperwarm ist. Sehr hilfreich für eine Massage ist die *vorherige Entspannung* und gute Erwärmung der Haut, zum Beispiel durch Wechselduschen oder Rotlicht.

Therapie

Der Effekt einer Massage liegt nicht nur in der Lockerung der Muskeln und in der besseren Durchblutung der Haut und des Gewebes. Die Massage wirkt auch nervalreflektorisch auf innere Organe, auf den Stoffwechsel und auf den Kreislauf. Kaum eine andere Methode wirkt so erfrischend auf den Gesamtorganismus wie die Massage. Massagen sind aufweckend bei Schläfrigkeit, entspannend bei starker Nervosität und beruhigend bei innerer Unruhe.

Die *klassischen Massagegriffe* sind Streichen, Kneten, Klopfen und Reiben. Sie lediglich nach der Beschreibung zu lernen ist nicht möglich. Daher konzentriert man sich besser auf das, was auch der Laie anwenden kann. Am besten ist es, mit dem *Zeige-, Mittel- und Ringfinger* das zu behandelnde Gebiet anzugehen und sich mit kreiselnden Bewegungen der Finger vorwärts zu arbeiten. Mit dem Daumen stützt man sich dabei ab, bohrt sich jedoch keinesfalls ein! Im allgemeinen wird in Richtung zum Herzen massiert. Wann, wo, wie und in welchen Fällen nicht massiert werden soll, bestimmt der Arzt.

Das Streichen, Kneten, Klopfen und Reiben verbessert die Durchblutung, lindert Schmerzen, entspannt Muskeln und macht die Haut geschmeidiger. Massage kann dadurch die Behandlung schmerzhafter stressbedingter Muskelspasmen, -verletzungen und -spannungen unterstützen und die Entspannung fördern. Bei der Massage sollte man einen festen Druck auf die großen Muskeln ausüben. Bei der Massage der kleineren Muskeln setzt man die Fingerspitzen oder die Daumen ein.

Grundsätze bei allen Massagen:

- Man wählt einen warmen, ruhigen und nur schwach beleuchteten Raum.
- Patient und Masseur legen Schmuck und Uhr ab.
- Der Patient wird mit Handtüchern bedeckt, wobei nur der zu massierende Bereich frei gelassen wird.
- Damit sich der Patient richtig entspannen kann, soll möglichst wenig und nur leise mit ihm gesprochen werden.
- Alle Bewegungen sind langsam und mit Bedacht auszuführen. Sie sollen fest und gleichmäßig sein, sonst empfindet der Patient die Massage als unangenehm und verkrampft sich leicht.
- Arme und Beine werden in Herzrichtung massiert.
- Die Hände sollen immer beide auf dem Körper des Patienten liegen. Das Entfernen und erneute Ansetzen der Hände ist möglichst zu vermeiden. So sollte man unmittelbar von einer Bewegung in die nächste übergehen.
- Beide Körperseiten sollen gleichmäßig bearbeitet werden. Damit wirklich die gesamte Muskelgruppe massiert wird, sollen sich die Griffe überlappen.
- Damit die Hände sanfter über die Haut des Patienten gleiten, kann man auch ein leichtes Pflanzenöl verwenden, dem ein paar Tropfen ätherisches Öl beigemengt wurden. Man träufelt etwas davon in die Hand und reibt dann beide Handinnenflächen zusammen, um das Öl zu erwärmen.

4.2 Massagen einzelner Körperregionen

4.2.1 Bauchmassage

Eine Bauchmassage ist bei *Verstopfung und Blähung* empfehlenswert. Entgegen dem Verlauf des Dickdarms macht man sehr

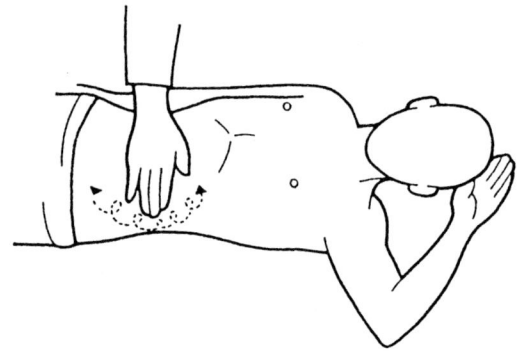

Abb. 4.1: Bewegungsrichtung der Hände bei der Bauchmassage

zarte kreisende Bewegungen, also von links unten bis zum Rippenrand, am Oberbauch gerade hinüber nach rechts und von dort wieder abwärts zum Beckenrand; die Blasengegend wird ausgelassen. Diese Übung wiederholt man einige Male. Man kann damit unter Umständen die Eigenbewegung des Darms anregen.

 Warnung
Bei starken Krampfschmerzen und Entzündungen im Bauchraum ist die Bauchmassage verboten.

4.2.2 Rücken-, Nacken- und Schultermassage

Die Massage des Rückens, vorwiegend des Schultergürtels ist von besonderer Bedeutung. Wer bei anstrengender Arbeit viel und angespannt sitzen muss, hat naturgemäß einen verspannten Rücken. Dieser wird zur sehr häufigen Ursache von Kopfschmerzen. Durch verkrampfte Muskeln kann nicht ausreichend Blut zum Kopf fließen, so dass es dort zu einer Mangelversorgung kommt. Die Lockerung der Muskeln rund um den Schultergürtel und den Nacken ist einfach. Man kann dabei nicht viel falsch machen.

Warnung

Nicht massiert werden darf bei akuten Hauterkrankungen. Auch bei Geschwüren sollte man niemals selbst an der Haut herumdrücken. Kontraindiziert sind Massagen außerdem bei akuten Infektionskrankheiten, bei ernsten Herz- und Gefäßerkrankungen und bei Gelenkentzündungen.

Durchführung der Rückenmassage:

In Bauchlage soll der Patient seine Arme neben dem Kopf ausstrecken. Sanftes Reiben des Rückens kann Spannungen lösen, Muskelschmerzen lindern und ein wohliges Gefühl vermitteln. Man wendet abwechselnd oberflächliche, sanfte und lange, tiefenwirksame Streichungen an. Der Massierende knetet die Muskelpartien abwärts rechts und links der oberen Brustwirbelsäule, im Bereich der Lendenwirbelsäule und des Kreuzes aufwärts, also immer in Herzrichtung. Zum Schluss streicht man noch in Querrichtung mit gespreizten Fingern von außen nach innen.

Durchführung der Nackenmassage:

Der Patient setzt sich auf einen Hocker und lässt die Arme locker nach unten fallen. Zur Lösung der Spannung im Nacken massiert man mit den Daumen die Muskeln von Schultern, Nacken und oberem Rückenbereich. Man legt beide Hände auf die Schultern und knetet die Muskulatur leicht und rhythmisch. Dabei erfolgen abwechselnd kleine und feste kreisende Bewegungen. Die Daumen umkreisen nach und nach alle Muskeln zwischen den Schulterblättern.

Schultermassage:

Bei der Schultermassage beginnt der Massierende am Hinterhauptsbein und arbeitet rechts und links der Halswirbelsäule abwärts bis zu den Schultern. Mittels sehr leichtem Kneten versorgt man die schräg vom Hals zum Schulterblatt ziehenden Muskeln, die oft besonders verkrampft sind.

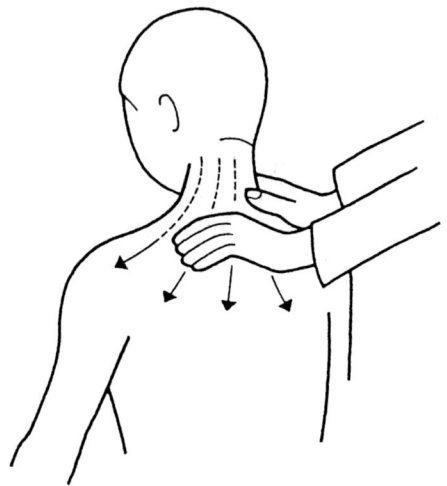

Abb. 4.2: Körperkontakt (rechte Hand) und Bewegungsrichtung (linke Hand) bei der Nackenmassage

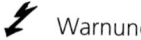 Warnung
Der vordere und der seitliche Teil des Halses darf nicht massiert werden, sondern nur der Nacken!

4.2.3 Fuß- und Beinmassage

Die Fußmassage hält die Füße beweglich und entspannt zugleich den Körper.
Bei der Massage von Fuß und Bein bearbeitet man den Fußrücken, umstreicht mit zwei Fingern den Innen- und Außenknöchel und führt mit kräftigem Druck die Handknöchel über die Fußsohle. Dazu massiert man die Fußsohle mit der geballten Faust langsam von der Ferse bis zu den Zehen. Mit der anderen Hand stützt man den Fuß an der Ferse ab. Die Zehen lässt man zuerst im Grundgelenk kreisen und bewegt sie hoch und runter.

Zur Dehnung werden die Zehen hochgezogen. Anschließend massiert man die Partien am Schienbein, zuerst auf der Innen-, dann auf der Außenseite, legt den Fuß auf eine Unterlage und knetet die Wade durch. Die Vorderseite des Oberschenkels bearbeitet man innen und außen, wieder *in Richtung zum Herzen hin*. Dann kommt das andere Bein an die Reihe. Danach wird der Patient umgedreht, um die Hinterseite beider Oberschenkel in gleicher Weise zu massieren.

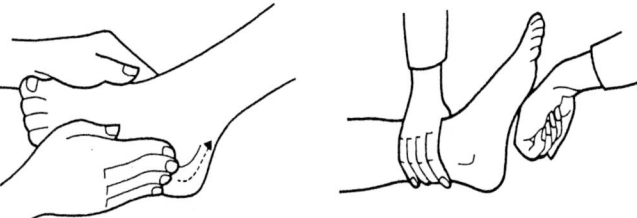

Abb. 4.3: Durchführung der Fußmassage mit verschiedenen Massagetechniken

5 Alternative Pflege-maßnahmen zur Ernährung des Kranken

5.1 Ausgewogene Ernährung

5.1.1 Grundnährstoffe

Zur Erhaltung der Gesundheit, des Wohlbefindens, der Leistungsfähigkeit und der Lebensfreude spielt die richtige Ernährung eine große Rolle. Über die richtige Ernährung gibt es viele verschiedene Meinungen. Einigkeit herrscht dabei dennoch über die Behauptung, dass eine gemischte, abwechslungsreiche und schmackhaft zubereitete Kost die Anforderungen einer zweckmäßigen Ernährung erfüllt.

Essen und Trinken beeinflussen das Wohlbefinden. Sie erhöhen nicht nur das Lebensgefühl, sondern schaffen erst die Voraussetzung für das Leben. In unserer technisierten, schnelllebigen und oft sehr hektischen Zeit wächst der Anteil der Krankheiten, die von einer Fehlernährung beeinflusst werden, ständig. So muss jede Gesundheitsvorsorge auch die Ernährung mit einbeziehen, da sonst Leistungsfähigkeit und Arbeitsfreude nachlassen.

Will man die Grundzüge einer richtigen Ernährungsweise kennenlernen, so muss man sich vor allem klarmachen, dass der Vorgang des Lebens auf einer Art von Verbrennungsprozess beruht. Dieser macht den Stoffwechsel im Körper aus, nämlich den Abbau, Aufbau und Umbau von Körperstoffen. Man unterscheidet den *Baustoffwechsel* und den *Energiestoffwechsel*. Der Baustoffwechsel dient zur Aufnahme, zur Umsetzung und zum Bau der Stoffe, die für die Funktion des Organismus verantwortlich sind. Der Energiestoffwechsel ist die Summe aller energieliefernden Prozesse im Organismus. Um den tatsächlichen Energiebedarf zu errechnen, addiert man den Grund- und den Leistungsumsatz.

Der *Grundumsatz* zur Aufrechterhaltung der Körperfunktionen beträgt beim gesunden Erwachsenen durchschnittlich 1 Kilokalorie oder 4,2 Kilojoule pro Kilogramm Körpergewicht und pro Stunde. Als *Leistungsumsatz* ist der Mehrverbrauch an Energie über den Grundumsatz hinaus zu verstehen. Er ist abhängig von der Arbeitsleistung, der Wärmebildung, den Stoffwechselbedingungen und von der Verdauungstätigkeit.

Der tägliche Kalorienbedarf eines Erwachsenen beträgt durchschnittlich 2000–3000 Kilokalorien. Je nach Intensität der Arbeitsleistung schwankt er natürlich beträchtlich. So bedarf es bei völliger Ruhe (z. B. Bettlägerigkeit) etwa 1800–1900 Kilokalorien, während der Gesamtumsatz bei mittelschwerer bis schwerer Arbeit 2750–3200 Kilokalorien beträgt.

Tab. 5.1: Kalorienbedarf bei verschiedenen körperlichen Aktivitäten

	Grund-umsatz	Leistungs-umsatz	Gesamt-umsatz
Völlige Ruhe	ca. 1900 Kcal	—	*ca. 1900 Kcal*
Leichte Arbeit	ca. 1900 Kcal	ca. 500 Kcal	*ca. 2400 Kcal*
Mittlere Arbeit	ca. 1900 Kcal	ca. 900 Kcal	*ca. 2800 Kcal*
Schwere Arbeit	ca. 1900 Kcal	ca. 1300 Kcal	*ca. 3200 Kcal*

Die wichtigsten Grundstoffe der Nahrung sind die Kohlenhydrate, die Eiweißstoffe und die Fette. Der Organismus entnimmt Kohlenhydrate wie Stärke und Zucker vorwiegend dem Pflanzenreich. Sie dienen ebenso wie die Fette, die in erste Linie vom Tierreich geliefert werden, dem Körper als eigentliches Brennmaterial, als Energiespender für Wärmebildung und Arbeitsleistung. Das stickstoffhaltige Eiweiß dagegen, das der Organismus vornehmlich zur Gewebsbildung sowie als Ersatzmaterial für die beim Lebensvorgang verbrauchten Stoffe benötigt, wird sowohl dem Tier- als auch dem Pflanzenreich entnommen. Es muss somit als unentbehrliche Grundlage jedes Lebens überhaupt angesehen werden. Der prozentuale Anteil der *Grundnährstoffe* bei den am häufigsten verzehrten und alltäglichsten tierischen und pflanzlichen Nahrungsmitteln ist aus der Tabelle „Grundnährstoffe" ersichtlich. Sie soll die Zusammenstellung des täglichen Kostplanes erleichtern.

📖 Definition
Eine ausgewogene Kost besteht aus circa
50 % Kohlenhydraten, 20 % Eiweiß und 30 % Fett.

Als Nahrungsmittel, welches alle Nährstoffe in höchster Qualität enthält, ist die *Milch* zu nennen. Sie sollte bei allen Menschen täglich auf dem Speisezettel stehen, ebenso wie *Obst* oder *Obstsäfte* und *frisches Gemüse*.

Tab. 5.2: Grundnährstoffe in tierischen Nahrungsmitteln

Grundnährstoff:	Kohlenhydrate	Eiweiß	Fett
Mageres Fleisch	1 %	20 %	2 %
Fettes Fleisch	1 %	15 %	37 %
Kuhmilch	5 %	3 %	4 %
Eier	0 %	13 %	12 %

Tab. 5.3: Grundnährstoffe in pflanzlichen Nahrungsmitteln

Nahrungsmittel:	Kohlenhydrate	Eiweiß	Fett
Hülsenfrüchte	52 %	24 %	2 %
Getreidemehl	70 %	11 %	1 %
Brot	52 %	8 %	1 %
Kartoffeln	20 %	2 %	0 %
Kohl/Salat	7 %	2 %	0 %
Obst	1 %	1 %	0 %

5.1.2 Vitamine und Mineralstoffe

Zu den drei Grundstoffen kommen als lebenswichtige Bestandteile der Nahrung noch hinzu: Wasser, verschiedene Mineralstoffe wie Eisen, Kalzium, Magnesium, Kobalt, Kupfer, Natrium, Kalium, Chlor, Fluor und schließlich die Vitamine. Vitamine und Mineralstoffe liefern zwar keine Energie, sind aber unentbehrlich, da der menschliche Körper sie nicht selbst aufbauen kann! Fehlt es in der Nahrung an Vitaminen und Mineralstoffen, so kann es zu Mangelerscheinungen, in Extremfällen sogar zu schweren Erkrankungen kommen. So sollte die tägliche Nahrungszufuhr neben den drei Hauptnährstoffen Eiweiß, Fett und Kohlenhydrate auch ausreichend Vitamine und Mineralstoffe enthalten.

Bis auf das Vitamin D, welches der menschliche Organismus unter Beteiligung von UV-Strahlung aus dem Sonnenlicht selbst herstellen kann, müssen Vitamine regelmäßig über die Nahrung zugeführt werden.

Die Vitamine A, E, D, K sind fettlöslich, so dass eine gleichzeitige fetthaltige Nahrungsaufnahme (zusammen mit etwas Milch, Butter, Margarine, Pflanzenöl) erforderlich ist, damit die Vitamine resorbiert werden können. Fettlösliche Vitamine können im Gegensatz zu den wasserlöslichen Vitaminen viel länger im Fettgewebe gespeichert werden. Die wasserlöslichen Vitamine (Vitamin B, C, F, H, R) kann der Körper nur wenige Tage speichern.

Tab. 5.4: Vitamine

Vitamin	Vorkommen z. B. in:	Mangelerscheinungen:
Vitamin A	Lebertran, Leber, Palmöl, Eigelb, Spinat, Karotten	Verhornung der Haut und der Schleimhäute, Gewichtsverlust, Nachtblindheit
Vitamin B	Hefe, Leber, Milch, Vollkornmehl, Eiern, Schweinefleisch	Nervenstörungen, Wachstumsstörungen, Gewichtsverlust, Blutbildungsstörungen
Vitamin C	Zitrone, Apfelsine, Tomate, Zwiebel, Apfel, Sauerkraut, Petersilie, Ananas, frischem Kohl und Salat	Infektionsanfälligkeit, Blutungsneigung, Zahnfleischentzündungen
Vitamin D	Lebertran, Leber, Eigelb, Pilzen	Knochenverformung, Rachitis, Osteoporose
Vitamin E	Margarine, Leber, pflanzlichen Ölen	unbekannt
Vitamin F	Leinöl, Sonnenblumenöl, Sojaöl, Nussöl	Hautleiden
Vitamin K	Spinat, Grünkohl, Blumenkohl, Leber	Verzögerung der Blutgerinnung
Vitamin H	Hefe, Kleie, Leber, Erdnüssen, Pilzen	Schuppenflechte, Ekzeme
Vitamin R	Zitrone, Paprika, Hagebutte	Blutungsbereitschaft aufgrund von Gefäßschäden

Tab. 5.5: Mineralstoffe

Mineral	Vorkommen z. B. in:	Mangelerscheinungen:
Chlor	reichlicher in tierischer als in pflanzlicher Nahrung	Mattigkeit, Schwindel, Übelkeit, Muskelschwäche
Eisen	Leber, Hülsenfrüchten, Spinat, Vollkornprodukten, Fleisch, Eigelb, Kakao, Hefe, Petersilie	Blutbildungsstörungen, Beeinträchtigungen bei der Knochen- und Zahnbildung
Jod	Fisch, Milch, Eier, Leber, Möhren, Hafer, Bohnen, Trinkwasser, Weißkohl	Schilddrüsenvergrößerung, Jodkropf
Fluor	Trinkwasser, Fisch, Innereien	Karies
Kalium	Bananen, Kartoffeln, Aprikosen, Orangen, tierischen Produkten	Muskelschwäche, Herzrhythmusstörungen
Kalzium	Milch, Eigelb, Nüssen, Kohl, Petersilie, Kakao, Hülsenfrüchten	Osteoporose, Osteomalazie, Rachitis, Wachstums- und Blutgerinnungsstörungen
Kobalt	vor allem im grünen Gemüse	Blutarmut
Magnesium	Bananen, Kakao, Milch, Fleisch, grünem Gemüse	Muskelzittern, Krämpfe, Verwirrungszustände, Herzrhythmusstörungen

Mineral	Vorkommen z. B. in:	Mangelerscheinungen:
Natrium	Kochsalz	Mattigkeit, Schwindel, Übelkeit, Muskelschwäche
Phosphor	Milch, Eigelb, Fisch, Hefe, Nüssen	Kräfteverfall, Störung des Kohlenhydrat-Stoffwechsels, Osteoporose

Aus Gründen der Arbeitsersparnis werden zunehmend fertige Nahrungsmittel z. B. in Form von Konserven verzehrt. Frische Nahrungsmittel sind diesen nicht nur geschmacklich, sondern auch nährwertmäßig weit überlegen! Die Vitamine sind in den Nahrungsmitteln in nicht sehr beständiger Form enthalten. Durch Lagerung geht ein großer Teil der Vitamine verloren. Bei den verschiedenen *Methoden der Konservierung* besteht ein beträchtlicher Unterschied hinsichtlich der Erhaltung der Vitamine. Man verwendet hauptsächlich die Hitze- und Kältekonservierung sowie die chemische Konservierung.

Während die durch Hitze konservierten Lebensmittel ihre Vitamine zum Großteil verlieren, sind *tiefgekühlte Lebensmittel* den frischen fast gleichwertig. Oft ist tiefgekühltes Gemüse sogar vitaminreicher als das frische Gemüse, welches einige Tage unterwegs ist, bis es auf den Tisch kommt.

 Merke

Tiefgekühlt ist Gemüse oft vitaminreicher als frisches, aber lange gelagertes.

Der Wert der chemischen konservierten Lebensmittel hängt vor allem von der Unschädlichkeit der dazu verwendeten Chemikalien ab. Die nach Konservierung noch vorhandenen Vitamine werden zusätzlich oft durch unsachgemäßes Kochen im Wasser restlos beseitigt. Durch das Kochen mit Wasser werden die Vitamine teils zerstört, teils in Wasser gelöst. Meist wird das Wasser nach dem Kochen weggeschüttet. Dieser Fehler lässt sich vermeiden, wenn die Speisen nur in Dampf gedünstet werden. Ein Verlust an Vitaminen durch das Zubereiten der Speisen ist allerdings nie ganz zu vermeiden. Er kann aber durch richtiges kurzes Kochen in erträglichen Grenzen gehalten werden. Der Vitaminverlust durch das Kochen hat zur Förderung der vollständigen oder teilweisen Rohkost geführt. Die *Rohkost* stellt hohe Anforderungen an die Verdauungsorgane. Die Verdauungsvorbereitung durch das Kochen fällt schließlich aus. Eine zu radikale Ernährungsumstellung kann somit auch eine Fehlernährung bedeuten.

Bei wissenschaftlichen Untersuchungen über die gesundheitliche Bedeutung der Pflanzenkost und der Rohkost stellt sich immer wieder heraus, dass zwar eine vegetarische Kost gut ausgenutzt wird und einen ausreichenden Eiweiß- und Kaloriengehalt hat, aber die *Gefahr der einseitigen Ernährung* hier besonders hoch ist. Bei mittlerem Kalorienbedarf wären unverhältnismäßig große Mengen Rohkost zur Deckung des täglichen Bedarfs zu verzehren. Rohkost als diätetische Behandlungsweise unter Beachtung der ärztlich verordneten Anwendung, bei Arbeitsruhe und unter ständiger Überwachung leistet bei verschiedenen Krankheitszuständen zweifellos wertvolle Dienste. Doch sollten solche Überlegungen der diätetischen Krankenbehandlung nicht zu Leitsätzen der Volksernährung gemacht werden!

Was den *Mineralgehalt* der Nahrung anbelangt, so werden in einer zweckmäßig zusammengestellten Mischkost stets auch die für unsere Gesundheit erforderlichen Mineralstoffe in ausreichender Menge enthalten sein. Dabei sollte man sich durch die vielfach übertriebenen Angaben über die Schädlichkeit des Kochsalzes nicht irre machen lassen. Das Salz (chemisch: Natriumchlorid, NaCl) wird schon in der Bibel als ebenso unentbehrlich bezeichnet wie das Brot. Es wird von den Menschen seit uralten Zeiten gewonnen und benutzt. Salz ist für unseren Organismus notwendig, weil es das für die Salzsäure des Magensaftes erforderliche und für die Verdauung, Aufspaltung und Speicherung der Kohlenhydrate *wichtige Natrium* enthält. Außerdem spielt es auch im Wasserhaushalt des Organismus eine wesentliche Rolle. Die bisweilen geäußerte Ansicht, Kochsalz sei giftig, trifft sicher nur in sehr bedingtem Maße zu. Der Verbrauch in vernünftigen Mengen ist nicht nur nützlich, sondern geradezu notwendig. Natürlich gibt es *Krankheitszustände*, wie Nieren- und Kreislaufleiden sowie gewisse Formen der Fettsucht, bei denen Kochsalz vermieden und eine kochsalzfreie Diät eingehalten werden muss. Für solche Fälle, über die selbstverständlich der Arzt zu entscheiden hat, steht eine Reihe kochsalzarmer Diätsalze zur Verfügung. Der Gesunde aber hat keinen Anlass, auf das Kochsalz zu verzichten. Ebensowenig, wie man etwa dem gesunden Menschen den Zuckergenuss verbieten würde, weil dieser für Zuckerkranke schädlich ist. Wie überall, so sind auch hier Übertreibungen in der einen wie in der anderen Richtung ungesund.

5.1.3 Hilfen für eine ausgewogene Ernährung

Neben den Nährwert- bzw. Energiegehalt spielt bei der Zusammenstellung der Nahrung auch der Sättigungswert der Lebensmittel eine bedeutende Rolle. Eine gute Hilfe bietet der *Ernährungskreis*. Darin sind die Lebensmittel in *sieben Gruppen* unterteilt. Eine Ernährung ist ausgewogen, wenn sie Lebensmittel aus sieben Gruppen enthält.

Diese sieben Lebensmittelgruppen lauten:

1. Milch und Milchprodukte
2. Fleisch, Wurst, Fisch und Eier
3. Brot, Getreide, Reis, Nudeln, Kartoffeln
4. Gemüse
5. Obst
6. Fette und Öle
7. Getränke

Über einen Tag verteilt können beispielsweise verzehrt werden:

Aus der Gruppe 1 (Milch und Milchprodukte)
    80 g Käse
oder   60 g Käse und 150 g Jogurt
oder   40 g Käse und 150 g Jogurt und 50 g Quark.

Aus der Gruppe 2 (Fleisch, Wurst, Fisch und Eier)
    100 g Fleisch
oder   100 g Fisch
oder   2 Eier.

Aus der Gruppe 3 (Brot, Getreide, Reis, Nudeln, Kartoffeln)
    350 g Brot
oder   250 g Brot und 300 g Kartoffeln
oder   150 g Brot und 60 g Getreideflocken und 300 g
    Kartoffeln.

Aus der Gruppe 4 (Gemüse)
    300 g Gemüse
oder   200 g Pilze und 100 g Gemüse.

Aus der Gruppe 5 (Obst)
    300 g Obst
oder   150 g Obst und 125 ml Obstsaft.

Aus der Gruppe 6 (Fette und Öle)
    30 g Margarine
oder   20 g Margarine und 10 g Öl
oder   10 g Margarine und 10 g Öl und 30 g Sahne.

Aus der Gruppe 7 (Getränke)
    ca. 2, 5 l kalorienfreie Flüssigkeit, davon befindet
    sich die Hälfte bereits in der „festen" Nahrung.

5.2 Fehlernährung

5.2.1 Einseitige Kostformen

Einseitige Kostformen werden auf die Dauer zur starken Gewohnheit. Notwendige Umstellungen sind deshalb nur schrittweise durchzuführen. Dabei ist zunächst vor allem die Vielseitigkeit gefragt. Das rechte Maß zur rechten Zeit ist gesund. Der Speisezettel sollte abwechslungsreich sein. Ein Viertel der Kalorienzufuhr sollte von Früchten, Salaten und Milch gestellt werden und höchstens ein Viertel der Nahrung darf aus Fleisch bestehen. Das Fleisch beansprucht sehr stark die am Stoffwechsel beteiligten inneren Organe wie die Leber und die Nieren, welche die Aufgabe haben, die unverbrennbaren Schlacken des Eiweißes, Harnstoffs und der Harnsäure auszuscheiden.

Ein akuter Magenkatarrh (Magenschleimhautentzündung/Gastritis) ist jedem bekannt, der sich einmal den Magen verdorben hat. Die Ursache können Überladungen des Magens mit zu schweren, zu fetten oder zu stark gewürzten Speisen oder Missbrauch von Alkohol und Nikotin, aber auch Vergiftungen sein. Der Betroffene hat einen sehr druckempfindlichen Magen, eine belegte Zunge, einen schlechten Geschmack, Mundgeruch und leidet unter Übelkeit, Schwindel und Erbrechen. Eine häufige Fortsetzung der gerade beschriebenen Magenschleimhautentzündung ist der Darmkatarrh (Darmschleimhautentzündung/Enteritis). Die klassischen Erscheinungen sind häufige mit Leibschneiden einhergehende Durchfälle sowie alle oben genannten Symptome.

Vitamintabletten und andere Nahrungsmittelergänzungen können kein Ersatz für eine ausgewogene Ernährung mit vielen frischen, naturbelassenen Nahrungsmitteln sein. Sie liefern zwar essentielle Nährstoffe, enthalten jedoch keine Ballaststoffe. Während der Schwangerschaft oder bei bestimmten chronischen Erkrankungen sind Nahrungsmittelergänzungen dagegen empfehlenswert. Der gesunde Mensch ernährt sich vielseitig, isst viel frisches Obst und Gemüse, Getreide und Milchprodukte und braucht keine Vitaminergänzungen.

5.2.2 Hilfen bei Magen-/Darmschleimhaut-entzündungen

- Völlige Nahrungsenthaltung lässt die Magenschleimhautentzündung am schnellsten abklingen.
- Bettruhe mit einem Heizkissen oder einem erwärmten Tuch auf den Bauch (z. B. ein Trockentuch kurze Zeit auf dem Heizkörper erwärmen) bringt wohltuende Linderung. Das Tuch kann dabei auch mit warmem Kamillentee getränkt und erwärmt werden. Über das gut ausgewrungene nicht zu feuchte Tuch legt man dann noch ein trockenes Tuch als Bettschutz.
- Nach der akuten Phase kann man ungesüßten Pfefferminztee reichen und als erste feste Nahrung trockenen Zwieback oder Haferschleim anbieten.
- Zur normalen Kost sollte erst sehr allmählich übergegangen werden.
- Schon mit dem Genuss eines rohen mit der Schale geriebenen Apfels können die Durchfälle schlagartig zum Abklingen gebracht werden.
- Ebenso kann man eine zerdrückte Banane als Mittel gegen Durchfälle einsetzen.

5.2.3 Diät bei Durchfall

In Absprache mit dem behandelnden Arzt kann folgende Diät bei Durchfall sinnvoll sein: Zu fünf täglichen Mahlzeiten werden jeweils etwa 300 g reife rohe Äpfel verzehrt. Diese werden geschält und gerieben, nicht gesüßt, und nach Belieben mit etwas Zitronensaft überträufelt. Nachdem die Durchfälle abklingen (nach ca. 2–3 Tagen) ist eine strenge Darmschonkost mit Haferschleim und anschließend eine allgemeine Magenschonkost angezeigt. Streng verboten sind dabei sämtliche Kohlarten (mit Ausnahme von Blumenkohl), alle Hülsenfrüchte, Pilze, Gurken sowie Bratkartoffeln, Fritten, Kartoffelsalat, Speck, Schmalz, Schokolade, Süßigkeiten, Nüsse, Rabarber, Stein- und Beerenobst, Zitronen, Orangen, Datteln, Feigen und Gewürze wie Pfeffer, Curry, Senf, Suppenwürze, Paprika und Zwiebel.

Abb. 5.1: Beispiel für eine allgemeine Magenschonkost

Nach dem Aufstehen:	1 Tasse Kamillentee oder Haferschleim
1. Frühstück:	1 Glas verdünnter Gemüse- oder Obstsaft
	1 Birchermüsli (1 Esslöffel Haferflocken, die man nachts über in etwas Wasser einweicht und beim Anrichten mit 1 Esslöffel warme Milch und 1 Esslöffel Zitronensaft vermischt.
	Weiterhin kann man 1 Apfel hineinreiben und 1 Esslöffel geriebene Haselnüsse oder Mandel überstreuen. Dazu serviert man zusätzlich noch 1 Scheibe weiches Brot mit Butter oder Pflanzenmargarine und etwas Honig.
2. Frühstück:	¹/₂–1 Scheibe weiches Brot mit Quark, ¹/₂ Scheibe mit magerem Schinken, ¹/₂ Scheibe mit Frischkäse und dazu ein Glas Buttermilch.
Mittag:	Kartoffelbrei, magerer Seefisch, 1 Teelöffel zerlassene (nicht braune) Butter dazu.
	2 Esslöffel fein gehacktes rohes, mildes Sauerkraut, 1 Stange Porree und als Nachtisch 100 ml Bananenmilch.
Nachmittags:	1 Apfelschalentee mit etwas Honig
	2–3 Haferkekse
	1 Scheibe weiches Brot mit Butter oder Pflanzenmargarine und etwas Teewurst.
Abendessen:	Lockeres Omelett mit zartem, grünem Salat
	1 Scheibe weiches Brot mit magerem Fleisch oder Streichkäse, 1 Glas Hagebuttentee.
Vor dem Schlafengehen:	1 Grießbrei mit Heidelbeersaft oder 1 Dickmilch mit Vanillesoße oder 1 gebratener Apfel und 1 Haferkeks.

5.2.4 Hilfen bei Verstopfung (Obstipation)

Das Gegenteil der Durchfälle, die Verstopfung (Obstipation), tritt bei Frauen häufiger als bei Männern auf. Man unterscheidet hier zwischen der chronischen und der akuten Verstopfung. Ursache einer chronischen Obstipation ist häufig mangelhafte Darmbewegung (Darmträgheit), während bei der akuten Verstopfung meist eine Darmverkrampfung oder eine sonstige Störung vorliegt. Wichtige Punkte zur pflegerischen Unterstützung sind:

 Empfehlungen
- Keine wahllose Eigenbehandlung mit Abführmitteln durchführen, denn sie verschlimmert nur die Problematik!
- Statt dessen sind die Lebensgewohnheiten neu zu regeln. Erforderlich ist eine schlackenreiche Kost mit viel Gemüse, Salat, Obst und Schwarzbrot, das die Darmtätigkeit anregt.
- Am Abend weicht man z. B. Dörrobst ein und reicht die Flüssigkeit am anderen Morgen zum Trinken. Empfehlenswert ist es, dass dieses Getränk auf nüchternen Magen getrunken wird. Man kann auch noch einen Teelöffel Leinsamen hinzu geben.
- Ein Löffel Feigensirup oder einfach ein Löffel normales Speiseöl abends vor dem Schlafengehen ist dem altbekannten Rizinusöl vorzuziehen, da dieses den Darm zu stark reizen kann.
- Ein Glas lauwarmes Wasser oder sogar ein Glas lauwarmes Bier wirkt nach ca. 8 Stunden leicht abführend.
- Besonders wichtig ist es, den Darm an die Entleerung zu einer bestimmten Tageszeit zu gewöhnen, die konsequent eingehalten werden muss.
- Ferner ist ausreichende körperliche Bewegung die Voraussetzung für den Erfolg der Behandlung, die zum Teil durch eine Rohkostkur wirksam unterstützt werden kann.

Empfehlungen für die Zusammenstellung einer Rohkost:

Die zubereitete Rohkost wird jeweils in kleinen Portionen gereicht. Dazu kann man wählen zwischen zartem Salat aller Art, roh geriebenen Karotten, roh geriebenen Blumenkohl, feingehacktem, ungekochtem Sauerkraut, geriebener Rote Beete mit

Apfel. Gedämpftes, zartes Gemüse wie Möhren, Blumenkohl, Tomaten, Gurken, Schwarzwurzeln, Spargelspitzen, Mangold, Spinat, junger Wirsing und gelbe Wachsbohnen stehen ebenso auf den Kostplan.

Auf Mehlschwitzen verzichtet man und fügt dem Gedämpften statt dessen etwas frische Butter oder gute Pflanzenmargarine hinzu. Außerdem kann man die Gemüsebrühe mit Sojamehl oder mit einem Eigelb binden. Milde Salate bereitet man mit etwas Sahne, Jogurt, einem Teelöffel Öl oder Dickmilch zu und würzt sie nur mit wenig Essig oder Zitrone. Als Beilagen sind Kartoffelbrei, Reis und Nudeln zu empfehlen.

5.3 Spezielle Ernährungshinweise

5.3.1 Ernährung bei Übergewichtigen

Übergewicht entsteht immer dann, wenn unserem Körper mehr Energie in Form von Nahrung und Getränken zugeführt wird, als er benötigt. Die überschüssige Energie wird in Fett umgewandelt und an Bauch, Gesäß, Brust und Oberschenkeln usw. gespeichert. Essen als Ersatz für emotionale Zuwendung ist in unserer Gesellschaft keine Seltenheit! Schon in der Kindheit wird Essen als *Erziehungsmittel* benutzt. War das Kind besonders folgsam oder ist es traurig, weil es sich verletzt hat, bekommt es Schokolade. Wenn das Kind am Abend ungehorsam ist, wird angedroht, es ohne Abendbrot ins Bett zu schicken. Hieraus erwächst schließlich ein Teufelskreis, dem es viele Erwachsene später verdanken, dass sie übergewichtig sind.

Entscheidend dafür, ob jemand Übergewicht hat, ist die individuelle Erscheinung des Menschen. So wird z. B. das Gewicht von kleinen und großen Menschen oft besonders ungünstig beurteilt. Mit Hilfe der nebenstehenden Tabelle läßt sich der sogenannte *Body-Mass-Index (BMI)* ermitteln. Er bestimmt das Verhältnis des jeweiligen Körpergewichtes in kg zum Quadrat der Körperlänge in Metern.

$$\text{Body-Mass-Index} = \frac{\text{Gewicht (kg)}}{\text{Körperlänge in m zum Quadrat}}$$

Richtwerte:

Starkes Übergewicht bei:	**BMI > 30**
Mäßig Übergewicht bei:	**BMI 25 – 29**
Normalgewicht bei:	**BMI 20 – 24**
Untergewicht bei:	**BMI < 20**

Berechnung laut nachfolgender Tabelle:

Waagerecht:	Körpergröße in Metern
Senkrecht:	Körpergewicht in Kilogramm

Abb. 5.2: Berechnung und Richtwerte des Body-Mass-Index'
(BMI)

Tab. 5.6: Messgrößen und Berechnung des BMI

m→ Kg↓	50	52	54	56	58	60	62	64	66	68	70	72	74	76	78	80	82	84	86	88	90	92	94	96	98	2
150	67	65	63	62	60	59	57	56	54	53	52	51	50	48	47	46	45	44	43	43	42	41	40	39	38	38
148	66	64	63	61	59	58	57	55	54	53	51	50	49	48	47	46	45	44	43	42	41	40	39	39	38	37
146	65	63	62	60	58	57	56	54	53	52	51	49	48	47	46	45	44	43	42	41	40	40	39	38	37	36
144	64	62	61	59	58	56	55	54	52	51	50	49	48	47	45	44	44	43	42	41	40	39	38	38	37	36
142	63	62	60	58	57	56	54	53	52	50	49	48	47	46	45	44	43	42	41	41	40	39	38	37	37	36
140	62	61	59	58	56	55	53	52	51	50	48	47	46	45	44	43	42	42	41	41	40	39	38	37	37	35
138	61	60	58	57	55	54	53	51	50	49	48	47	46	45	44	43	42	41	40	39	38	37	37	36	35	35
136	60	59	57	56	54	53	52	51	49	48	47	46	45	44	43	42	41	40	39	38	37	37	36	35	35	34
134	60	58	57	55	54	52	51	50	49	48	46	45	44	43	42	41	41	40	39	38	37	36	36	35	34	34
132	59	57	56	54	53	52	50	49	48	47	46	45	44	43	42	41	40	39	38	37	37	36	35	34	34	33
130	58	56	55	54	52	51	50	48	47	46	45	44	43	42	41	40	39	38	38	37	36	35	35	34	33	33
128	57	55	54	53	51	50	49	48	47	46	44	43	42	41	41	40	39	38	37	36	35	35	34	33	33	32
126	56	55	53	52	50	49	48	47	46	45	44	43	42	41	40	39	38	37	36	36	35	34	34	33	32	32
124	55	54	52	50	49	48	47	46	45	44	43	42	41	40	39	38	38	37	36	35	34	34	33	32	32	31
122	54	53	52	50	49	48	47	45	44	43	42	41	40	39	39	38	37	36	35	35	34	33	33	32	31	31
120	53	52	51	49	48	47	46	45	44	43	42	41	40	39	38	37	36	35	35	34	33	33	32	31	31	30
118	52	51	50	49	47	46	45	44	43	42	41	40	39	38	37	36	36	35	34	33	33	32	31	31	30	30
116	52	50	49	48	46	45	44	43	42	41	40	39	38	37	37	36	35	34	34	33	32	31	31	30	30	29
114	51	49	48	47	46	45	44	42	41	40	40	39	38	37	36	35	34	34	33	32	32	31	30	30	29	29
112	50	49	47	46	45	44	43	42	41	40	39	38	37	37	36	35	35	34	33	32	32	31	30	30	29	28
110	49	48	46	45	44	43	42	41	40	39	38	37	36	36	35	34	33	33	32	32	31	30	30	29	29	28
108	48	47	46	44	43	42	41	40	39	38	37	37	36	35	34	33	33	32	31	31	30	29	29	28	28	27
106	47	46	45	44	42	41	40	39	38	38	37	36	35	34	33	33	32	31	31	30	29	29	28	28	27	27
104	46	45	44	43	42	41	40	39	38	37	36	35	34	34	33	32	32	31	30	29	29	28	28	27	27	26
102	45	44	43	42	41	40	39	38	37	36	35	34	34	33	32	31	31	30	29	29	28	28	27	26	26	26
100	44	43	42	41	40	39	38	37	36	35	35	34	33	32	32	31	30	30	29	28	28	27	27	26	26	25
98	44	42	41	40	39	38	37	36	36	35	34	33	33	32	31	30	30	29	28	28	27	27	26	26	25	25
96	43	42	41	40	39	38	37	36	35	34	33	33	32	31	30	29	28	28	27	27	26	25	25	24	24	
94	42	41	40	39	38	37	36	35	34	33	33	32	31	30	30	29	28	27	27	26	25	25	24	24	24	
92	41	40	39	38	37	36	35	34	33	33	32	31	30	30	29	28	28	27	26	25	25	24	24	23	23	
90	40	39	38	37	36	35	34	33	33	32	31	30	30	29	28	28	27	26	25	24	24	23	23	23		
88	39	38	37	36	35	34	34	33	32	31	30	30	29	28	28	27	27	26	25	25	24	24	23	23	22	22
86	39	37	36	35	34	33	33	32	31	30	30	29	28	28	27	27	26	25	25	24	24	23	23	22	22	
84	37	36	35	35	34	33	32	31	30	30	29	28	28	27	26	25	25	24	23	23	22	22	21	21		
82	36	35	35	34	33	32	31	30	30	29	28	28	27	26	26	25	25	24	23	23	22	22	21	21	21	
80	36	35	34	33	32	31	30	30	29	28	28	27	26	26	25	25	24	23	23	22	22	21	21	20	20	
78	35	34	33	32	31	30	30	29	28	28	27	26	26	25	25	24	23	23	22	22	21	21	20	20	20	
76	34	33	32	31	30	30	29	28	28	27	26	26	25	25	24	23	23	22	22	22	21	21	20	20	19	19
74	33	32	31	30	30	29	28	28	27	26	26	25	24	24	23	23	22	22	21	21	20	20	20	19	19	18
72	32	31	30	30	29	28	27	27	26	26	25	24	24	23	23	22	22	21	21	20	20	19	19	18	18	
70	31	30	30	29	28	27	27	26	25	25	24	24	23	23	22	22	21	21	20	20	19	19	19	18	18	17
68	30	29	29	28	27	27	26	25	25	24	23	23	22	22	21	21	20	20	19	19	18	18	18	17	17	
66	29	29	28	27	26	26	25	25	24	23	23	22	22	21	21	20	20	19	19	18	18	18	17	17	17	
64	28	28	27	26	26	25	24	24	23	23	22	22	21	21	20	20	19	19	18	18	18	17	17	16	16	
62	28	27	26	26	25	24	24	23	23	22	22	21	20	20	20	19	19	18	18	17	17	16	16	16	15	
60	27	26	25	25	24	23	23	22	22	21	21	20	20	19	19	18	18	17	17	17	16	16	16	15	15	
58	26	25	24	24	23	23	22	22	21	21	20	20	19	19	18	18	18	17	17	16	16	16	15	15	15	15
56	25	24	24	23	23	22	21	21	20	20	19	19	18	18	18	17	17	17	16	16	16	15	15	15	14	14
54	24	23	23	22	22	21	21	20	20	19	19	18	18	18	17	17	17	16	16	16	15	15	15	14	14	14
52	23	23	22	21	21	20	20	19	19	18	18	18	17	17	16	16	16	16	15	15	15	14	14	14	13	13
50	22	22	21	21	20	20	19	19	18	18	17	17	17	16	16	16	15	15	15	14	14	14	14	13	13	13

Oberstes Gebot bei Übergewichtigen, die eher dem pyknischen (kräftig gebauten) Körperbau entsprechen, ist das Maßhalten im Essen und Trinken. Aufgrund der Neigung zur Wasserzurückhaltung und der Quellfähigkeit der Gewebe sollte man eine Flüssigkeitszufuhr von 1 l pro Tag nicht überschreiten. Hier ergeben sich häufig erhebliche Schwierigkeiten, weil gerade beim Rundwüchsigen oft starker Durst besteht. Aus demselben Grund sollte das Kochsalz möglichst sparsam verwendet werden. Auf schärfere Gewürze, die Durst verursachen, sollte man möglichst verzichten. Nimmt der Übergewichtige tendenziell weiter zu, sollte vor allem die Aufnahme von Kohlenhydraten und Fetten eingeschränkt werden. Mäßig sein muss der Übergewichtige also mit allen kohlenhydratreichen Nahrungsmitteln wie Süßigkeiten aller Art, Naschereien, Reis-, Grieß- und Mehlspeisen, Kartoffeln und Hülsenfrüchten.

Dass gerade den leicht löslichen Kohlenhydraten, wie allen Konfitüren, Konfekt, Bonbons, Schokoladen, Pralinen usw. soweit wie möglich entsagt wird, ist auch deshalb geboten, weil der gewohnheitsmäßige Verbrauch solcher leicht löslichen Kohlenhydrate zu *Zuckerüberhäufungen im Blut* führt, die offenbar vor allem beim pyknischen Körperbau dem Organismus einen Anreiz zur Umwandlung in Fett, also zum Gewichtsansatz geben. Zurückhaltung ist ebenfalls angezeigt beim Genuss aller Fette, bei Schmalz, Speck, fettem Fleisch, vor allem Schweinebraten, Gans und Ente, fetter Wurst und fetten Soßen. Ferner stehen auf der Liste der einzuschränkenden Nahrungsmittel alle dicken Suppen, Sahne, fettreiche Milch, Bananen, Nüsse, Mandeln, Feigen und Datteln. Bei einer eventuellen Diätkur ist zu berücksichtigen, dass eine *langsame Gewichtsabnahme schonender* ist und eher einem Dauererfolg verspricht als ein rapider Gewichtsverlust.

Für die richtige Ausnutzung der Nahrung und für einen störungsfreien Verdauungsablauf ist es deshalb wichtig, dass man beim Essen in ausgeglichener Stimmungslage ist. Ein heiteres, leichtes Tischgespräch ist hierzu angebrachter als tiefgründige, spitzfindige Unterhaltungen. So ist der verfügbare Blutüberschuss zu dieser Zeit für den Verdauungsapparat nötiger als für das Gehirn. Aus demselben Grund ist es eine unentschuldbare Unsitte, beim Essen zu lesen oder fern zu sehen. Ebenso wird man Erziehungsmaßnahmen, die mit unerfreulichen Auseinandersetzungen verknüpft sind, nicht bei Tisch erledigen. Vor allem aber gilt: *„Zeit lassen beim Essen"*, denn ein hastig verschlungenes Mahl hat nur den halben Wert! Wer dauernd gegen diese Gebote verstößt, wird dies früher oder später durch Störungen der Magen- und Darmtätigkeit zu büßen haben. Chronische Magen- und Darmkatarrhe, die den Boden für Schlimmeres bereiten, können die Folge sein. Auch die hartnäckige Verstopfung, an der so viele Menschen leiden, ist fast immer auf unzweckmäßige und unvernünftige Ernährung- und Essensweise zurückzuführen. Man sollte dieses Leiden nicht zu leicht nehmen. Schon die Beschwerden, die es verursacht, wie Völlegefühl, Blähsucht, Appetitmangel, Kopfdruck, Schwindel, Verstimmung und allgemeine Nervosität beweisen, dass der Gesamtorganismus von den Folgen der chronischen Verstopfung in Mitleidenschaft gezogen wird. Chronische Verstopfung bedarf daher in jedem Falle konsequenter Behandlung.

Eines der wichtigsten Gebote der richtigen Ernährung, zumal in Wohlstandszeiten, lautet: „Maßhalten in allen Dingen!". Sokrates hat gesagt, man lebe nicht um zu essen, sondern man esse um zu leben. Wer sich über diese Erkenntnis hinwegsetzt, muss es buchstäblich am eigenem Leibe büßen.

 Empfehlungen

- Der Patient soll langsam essen und gut kauen. Dadurch wird das Sättigungsgefühl bereits nach wesentlich kleineren Mengen erreicht als beim hastigen Essen.
- Bei einer Reduktionsdiät sollten die kleineren Portionen auf kleinen Tellern angerichtet werden. Sie wirken dann größer, als sie sind.
- Auf Diätprodukte sollte verzichtet werden, da diese zum Mehrverzehr verleiten.
- Vollkornprodukte sind zu bevorzugen, da sie besser sättigen und wertvolle Nährstoffe enthalten.
- Keine strikten Verbote aufstellen, doch bewusst kleine Leckereien einplanen.
- Nicht zu große Ziele stecken. Schießt auch das Fernziel (z. B. fünf, zehn oder noch mehr Kilo zu verlieren) immer wieder durch den Kopf, so sollte man zunächst das Nahziel (z. B. erstmal das Gewicht halten und nicht weiter zunehmen) im Auge

behalten. Danach kann man sich kleine Ziele stecken (z. B. pro Woche $^1/_2$–1 Kilogramm abnehmen). Die Gewichtskontrolle sollte dabei nicht täglich, sondern maximal alle 2–3 Tage erfolgen, damit man sich von eventuellen „Rückfällen" nicht zu sehr entmutigen lässt.

- Statt drei große Mahlzeiten pro Tag, sollten fünf bis sechs kleinere Mahlzeiten pro Tag angeboten werden.
- Die Mahlzeiten sollten regelmäßig und nur an einem dafür bestimmten Ort serviert werden.
- Am Abend sollte mit dem Patienten eine kurze Reflexion über sein Essverhalten des Tages erfolgen. Dabei hat die Pflegekraft die Funktion, als Vertrauensperson immer wieder zum Durchhalten zu ermutigen.
- Zur Ablenkung von den ständigen Gedanken ans Essen sollten interessante Beschäftigungen angeboten werden (Gesellschaftsspiele, Geschichten vorlesen, Fotos ansehen).

5.3.2 Ernährung bei Untergewichtigen

Untergewichtige gehören in der Regel dem schlankwüchsigen Körperbau (Leptosomen) an. Klassische Kennzeichen sind neben der starken Abmagerung kalte Hände und Füße, ein niedriger Blutdruck sowie Kraftlosigkeit. Nicht selten ergibt sich Untergewicht als Folge einer Protesthaltung todkranker oder chronisch kranker Menschen. Außerdem können psycho-soziale Ursachen vorliegen (Stress, Schicksalschläge, soziale Isolation u. a.). Hier ist eine intensive Beziehungspflege gefragt, welche es ermöglicht, die individuellen Wünsche des Patienten in den Vordergrund zu stellen. Nur so kann schließlich die Ursache bekämpft werden. Zwangsernährung würde die Abneigung des Patienten gegenüber Nahrungsmitteln nur noch verstärken.

Bei der *Zusammenstellung der Kost* gilt auf jeden Fall der Grundsatz der ausgewogenen Ernährung. Natürlich dürfen Untergewichtige ausgiebiger Fleisch, reinen Speck, Schinken und Schmalz genießen, doch sollten Gemüse, Kartoffeln und Obst in der Nahrung überwiegen. Mehlspeisen sind durchaus erwünscht.

Die Gemüsegerichte sollte man mit viel Fett zubereiten. Die Mehl- und Nudelspeisen sowie Obstgerichte, Puddings usw. süßt man besser mit Traubenzucker anstelle des gewöhnlichen Haushaltszuckers. Als Brotaufstrich sind dem Untergewichtigen neben Honig Fruchtmarmeladen und Gelees zu empfehlen. Gegen Süßigkeiten ist nichts einzuwenden. Der Genuss von Eiern sollte nicht übertrieben werden. Von den Milchprodukten wirken sich Buttermilch und Joghurt besonders günstig aus.

Empfehlungen
- Dem Patienten ausreichend Zeit zum Essen lassen.
- Ihn niemals zum Essen zwingen.
- Individuellen Wünschen des Patienten in jedem Fall den Vorrang geben.
- Eine vitamin-, mineralstoff- und eiweißreiche Kost (z. B. unterstützt mit viel Obst- und Gemüsesäften) anbieten.
- Kalorienreiche, aber leicht verdauliche Speisen (fettreich, aber nicht ausschließlich Fett, sondern ausgewogene Kost) bevorzugen.
- In Extremfällen kann die Nahrung angereichert werden (z. B. Quarkspeise mit Sahne, Kartoffelbrei mit etwas Butter).
- Der Patient sollte erst allmählich an die erhöhte Nahrungszufuhr gewöhnt werden.

5.3.3 Ernährung zur Vorbeugung einer Osteoporose

Zu den Nährstoffen, die zum Wachstum neuer und zum Ersatz alter Knochen benötigt werden, gehören die Vitamine A, C und D sowie die Mineralstoffe Kalzium, Phosphor, Magnesium, Fluorid und Kupfer. Bei der Osteoporose verliert der erkrankte Knochen an Dichte. In der Knochenbälkchenstruktur bilden sich zahlreiche Lücken, da Kalzium hier schneller resorbiert wird, als neue Knochensubstanz gebildet wird. Darum wird der Knochen brüchiger. Mit zunehmenden Alter wächst die Gefahr der Osteoporose. So kommen beim älteren Menschen häufig Handgelenks- oder Oberschenkelhalsbrüche vor. Die Betroffen sind besonders Frauen nach der Menopause, da hier aufgrund der fehlenden

Östrogenproduktion der normale Erhalt von kräftigen Knochen nicht mehr unterstützt wird.

Um die Knochen vor Osteoporose zu schützen, müssen sie schon in jungen Jahren möglichst viel Knochenmasse aufbauen. Besonders wichtig dabei ist eine *kalziumreiche Ernährung*. Kalziumhaltige Nahrungsmittel sind Milch und Milchprodukte, Fisch, grünes Blattgemüse, Zitrusfrüchte, Nüsse, Erbsen und Bohnen. Magermilch oder fettarme Milch enthalten übrigens ebenso viel Kalzium wie Vollmilch, aber weniger gesättigte Fettsäuren. Darüber hinaus ist in diesem Zusammenhang natürlich auf eine *regelmäßige Bewegung* zu achten. Geeignet ist hierzu jede Form der körperlichen Betätigung. Einfache Übungen, die sehr bekannt sind, die auch zur Gewichtsreduzierung beitragen und den Muskeltonus verbessern, aber von Kranken leider viel zu selten durchgeführt werden, sind:

- Seitwärtsbeugen des Körpers: Man steht gerade mit leicht gegrätschten Beinen und beugt sich wiederholt (mindestens etwa 10 Mal) erst zur einen und dann zur anderen Seite.
- Beine seitwärts heben: Diese Übung ist auch im Bett möglich. Man liegt auf der Seite, hebt ein Bein und lässt es auf etwa 30 cm über dem Boden (die Matratze) wieder hinunter. Die Übung wird ebenfalls wieder mindestens 10 Mal und natürlich auch mit dem anderen Bein wiederholt.
- Armkreisen: Man steht leicht gegrätscht, legt die Arme an den Körper an und lässt sie (mindestens 10 Mal) aus dem Schultergelenk kreisen. Bettlägerige Patienten vollziehen das Armkreisen bzw. Armheben ähnlich wie das oben beschriebene Heben des Beines.

5.3.4 Ernährung bei Schlafstörungen

Der Wechsel von Leistungs- und Erholungsphasen ist für die Gesunderhaltung sehr wichtig. In Stress-Situationen (z. B. Überarbeitung) muss die Erholung oft zurückstehen, was sich bald in Form von Magen-Darm-Störungen, wie etwa Magenulzera, auswirken kann. *Schlaf dient der Erholung, der Regeneration des Organismus.*

Parasympathikus und Sympathikus haben oft gegensinnige Wirkung. Die sympathischen Nervenfasern ·fördern tagsüber die Leistungsbereitschaft, während die parasympathischen Nervenfasern nachts verstärkt die Vorgänge zur Erholung des Organismus forcieren. Dieses Wechselspiel von Sympathikus und Parasympathikus wird unwillkürlich gesteuert (sog. autonomes Nervensystem). Das heißt, der Mensch hat keinen Einfluss darauf, Schlaf entsteht automatisch. Aber wie?

Der *Schlafzyklus* lässt sich mittels Elektroenzephalogramm/EEG (Aufzeichnung der Hirnaktionsstörme) in verschiedene Schlafphasen unterteilen. Man unterscheidet zum Beispiel Leicht- und Tiefschlafphasen. Ein Schlafzyklus dauert ca. 90 Miunten. Pro Nacht werden etwa 4–6 Schlafzyklen durchlaufen. Der Schlafende beginnt seinen Zyklus mit der ersten Schlafphase und taucht dann stufenweise über die II., III. und IV. in die V. Phase. Daran schließt sich dann zunächst wieder die IV. an, der erst die III. und dann wieder die II. Schlafphase folgt.

Nicht jede Schlafstörung muss sofort beseitigt werden! Das nächtliche Grübeln dient häufig der Klärung von Problemen. Es sollte vom Schlafsuchenden und von Pflegepersonen (!) geduldet werden. Oft kann ein Gespräch einen gewissen Abschluss schaffen, der dann den Schlaf ermöglicht. Da der Schlaf aber zur Erholung und Regeneration des Organismus notwendig ist, muss für ausreichend Schlaf gesorgt werden!

Die vielen schlaffördernden Maßnahmen benötigen einen gezielten Einsatz. Zunächst sollte festgestellt werden, welche Art/Ursache der Schlafstörung vorliegt, um gezielte Maßnahmen durchführen zu können (Ursache-Wirkung-Prinzip). Jeder Mensch hat sein eigenes, mehr oder weniger gefestigtes Schlafritual (Schlafzeremonie). Darunter versteht man seine *individuelle Schlafgewohnheit*, womit er sich auf die Schlafperiode einstimmt. Kindern wird ein Wiegenlied vorgesungen oder ein Märchen vorgelesen. Für viele ist das Nachtgebet, das Lesen und Meditieren einer Schriftstelle oder auch ein abendlicher Spaziergang eine übliche und bewährte Methode, um sich auf die Nachtruhe vorzubereiten. In immer gleichem Ablauf geschehen auch Entkleiden, Körperpflege und Herrichten des Bettes. Es sollte darauf geachtet werden, stets zur gleichen Zeit zu Bett zu gehen, früh aufzustehen und für eine angenehme Schlafumgebung zu sorgen. Die

Temperatur im Schlafzimmer sollte ca. 18° C betragen. Autogenes Training ist eine gute Hilfe, um Einschlafstörungen entgegenzuwirken. Das Erlernen der Technik beansprucht einige Übungsstunden. Die Erwartungshaltung und der Erfolgsdruck sollten hier nicht blockierend wirken. Die Angst vor Schlaflosig-

Tab. 5.7: Die einzelnen Schlafphasen:

I. Phase	EINSCHLAFEN	ca. 30 min*, leicht erweckbar.
II. Phase	ENTSPANNUNG	ca. 3 min*, kurz, die Atmung wird tiefer, der Blutdruck sinkt.
III. Phase	LEICHTSCHLAF	ca. 3 min*, gemäßigte Reize (vorbeifahrende Autos, oder die WC-Spülung) werden nicht mehr gehört.
IV. Phase	TIEFSCHLAF	ca. 30–60 min*, selbst von lauten Geräuschen kaum erweckbar, man liegt entspannt da. Diese Phase ist noch traumlos, das Bettnässen und Schlafwandeln gehört in diese Phase.
V. Phase	TRAUM (REM-PHASE)	ca. 10–15 min*, man ist kaum entspannt, die Schlafphase ähnelt dem Wachzustand, sog. *„Paradoxer Schlaf"*. In dieser Phase erfolgen schnelle Bewegungen der Augäpfel (rapid eyes movements = REM).

I. – IV. Phase = NON-REM-Phase (orthodoxer Schlaf)
V. Phase = REM-Phase/TRAUMPHASE (paradoxer Schlaf)

* Die Zeitangaben sind Durchschnittswerte, im Laufe der Nacht verschieben sich die Zeitanteile der Schlafstadien.

keit verstärkt die Einschlafstörungen. Das Phänomen der sich selbst erfüllenden Voraussage kann vermieden werden, indem man versucht *optimistisch* in die Nacht zu gehen. Es spricht nichts dagegen, dass man in der Nacht lange wach liegt, wenn der Schlaf der folgenden Nacht besser ist.

Eine gesunde Schlafhygiene, also Alles, was der Betroffene selbst für einen erholsamen Schlaf tun kann, umfasst optimale Umgebungs- und Ausgangsfaktoren. Der Schlafende sollte darauf achten, dass er vor dem Schlafen möglichst auf Alkohol, Koffein, Tabak und schwer verdauliche Speisen verzichtet. Man kann seine Ernährung auf eine Schlafförderung ausrichten. Dazu bedient man sich des Stoffes *Tryptophan*. Tryptophan ist die Vorstufe des Neurotransmitters Serotonin. Neurotransmitter sind chemische Stoffe in unserem Körper, welche die Erregung der Nervenzellen weiterleiten. *Serotonin* ist an der biochemischen Regulation des Schlafes beteiligt. Tryptophan wird nur in Kombination mit Fett resorbiert. Dies muss schließlich bei der Zusammenstellung der schlaffördernden Abendspeise berücksichtigt werden. Ein Spitzenreiter in Sachen Tryptophangehalt ist der Hüttenkäse. Weitere mit Absicht ausgewählten wenig exotisch klingende Beispiele für eine tryptophanreiche Kost, die daher wohl in jedem Haushalt vorhanden sein dürften, sind:

- Milch mit Honig
- Brot mit Käse
- Jogurt mit Marmelade
- Müsli und Milch.

Warnung

Der Einsatz medikamentöser Schlafmittel ist dagegen sehr kritisch zu sehen! Mit Schlafmitteln ist kein erholsamer Tiefschlaf zu erzielen. Tagsüber kann es daher zu Nervosität und Reizbarkeit kommen. Schlafmittel sollten nicht mehr nach 22 Uhr eingenommen werden, da sie sonst tagsüber wirken. Sie sollten nicht routinemäßig genommen werden. Alkoholkonsum verstärkt ihre Wirkung. Außerdem sind Wechselwirkungen mit der weiteren Medikation zu berücksichtigen.

Nach Einnahme von Schlafmitteln (insbesondere Benzodiazepinen) kommt es zum Blutdruckabfall, so dass bei nächtlichem Aufstehen gerade bei älteren Menschen äußerste Sturzgefahr besteht. Die Fahrtüchtigkeit ist stark herabgesetzt. Es besteht ferner auch die Gefahr der Abhängigkeit. Als paradoxe Reaktion (Wirkungsumkehr) auf Schlafmittel kann ein Erregungszustand auftreten. Man wird unruhiger und damit wacher!

Pflanzliche Heilmittel (Phytopharmaka) haben im Gegensatz zu den Schlafmitteln eine eher milde Wirkung. Sie werden *vorwiegend als Tee* bei leichten Einschlafstörungen eingesetzt, da sie schlafanstoßend wirken. Sie kommen äußerlich (Badeöle, Wickelessenzen, Massageöle, Duft-/Aromaöle) und oral zur Anwendung. Hauptvertreter sind: Baldrian, Hopfen, Melisse, Johanniskraut, Lavendel und Passionsblume. Mögliche Gegenanzeigen sind allergische Dispositionen und Asthma bronchiale. Die individuellen Vorlieben bzw. Abneigungen sind natürlich auch zu berücksichtigen.

Den meisten alten Menschen ist nicht bekannt, inwieweit sich der Schlaf-Wach-Rhythmus mit zunehmenden Alter verändert. Die dargestellten Maßnahmen zur gesunden Schlafhygiene und das Wissen über die natürliche Abnahme des Schlafbedarfs haben zur Folge, dass dem Betroffenen der für das Einschlafen so hinderliche Spannungsdruck genommen wird und ein erholsamer Schlaf erfolgen kann.

Literaturverzeichnis

Bergland-Pharma: Heublumensäckchen. Memmingen/Allgäu: O. A., 1999

Bertelsmann, (Hrsg.): Bertelsmann Universallexikon. Gütersloh: Bertelsmann, 1994

Brandis, H.-J./v. Schönberger, Winfried: Anatomie und Physiologie. Stuttgart: Fischer, 1988

Der Duden: Die Deutsche Rechtschreibung; Band I. Mannheim: Bibliographisches Institut, 21. Aufl. 1996

Erdmann, W. D./Schmidt, G.: Arzneimittellehre. Stuttgart: Kohlhammer, 11. Aufl. 1987

Fernandez, V. A.: Häusliche Pflege. Bern: Huber, 1997

Gäde, A.: Anleitung für Pflegekräfte im Intensivbereich. Bad Homburg: Fresenius, 3. Aufl. 1992

Geisler, L.: Innere Medizin I. Stuttgart: Kohlhammer, 13. Aufl. 1989

Georg, J./Frowein, M. (Hrsg.): Pflege Lexikon. Wiesbaden: Ullstein-Medical, 1999

Hartwanger, A.: In aller Munde. In: Altenpflege 6/97, Hannover: Vincentz

Höfert, R.: Pflegethema: Spannungsfeld Recht. Stuttgart: Thieme, 1998

Jecklin, E.: Arbeitsbuch Anatomie und Physiologie. Stuttgart: Fischer, 6. Aufl. 1990

Juchli, L.: Krankenpflege. Stuttgart: Thieme, 5. Aufl. 1987

Juchli, L.: Praxis und Theorie der Gesundheits- und Krankenpflege. Stuttgart: Thieme, 7. Aufl. 1994

Klie, T.: Rechtskunde. Hannover: Vincentz, 1991

Köther, I.: Altenpflege in Ausbildung und Praxis. Stuttgart: Thieme, 3. Aufl. 1995

Maletzki, W.: Klinikleitfaden Krankenpflege. Neckarsulm: Jungjohann, 1993

Oelke, U.: Lernen in der Pflege. Gesundsein – Kranksein und Umwelt. Baunatal: Recom, 1994

Pschyrembel, W: Klinisches Wörterbuch. Berlin: De Gruyter, 256. Aufl. 1990

Quernheim, G.: Spielend anleiten. München: Urban & Schwarzenberg, 1997

Rexroth, G.: Innere Medizin kompakt. Wiesbaden: Ullstein-Medical, 1998

Schäffler, A.: Pflege Konkret. Innere Medizin. Stuttgart: Fischer, 1996

Schäffler, A.: Pflege Heute. Stuttgart: Fischer, 2. Aufl. 1998

Seel, M.: Die Pflege des Menschen im Alter. Hagen: Brigitte Kunz, 1997

Stiller, S.: Unterrichtseinheit Pflegeplanung. Düsseldorf: Optiplan© GmbH, 1998

Trebsdorf, M.: Biologie, Anatomie, Physiologie. Reinbek: Lau, 1998

Vogel, A.: Hauskrankenpflege. Stuttgart: Trias-Thieme, 7. Aufl. 1994

Weigert, J.: Pflegestandards – Altenpflege. Hagen: Brigitte Kunz, 1996

Werning, J.: Pflegen zu Hause. Berlin: Ullstein Mosby, 1995

Abbildungsverzeichnis

Tabellenverzeichnis

Sichwortverzeichnis

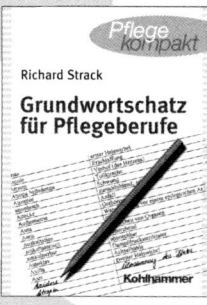
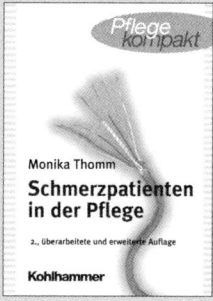

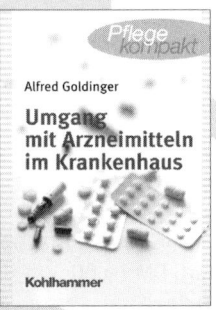
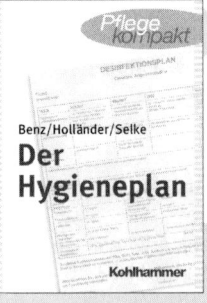